てんかん診療ガイドブック
日本総合病院精神医学会治療指針 10

日本総合病院精神医学会
治療戦略検討委員会
てんかん小委員会

星和書店

Clinical Guidebook of Epilepsy and Comorbidities

Japanese Society of General Hospital Psychiatry
Practice Guideline 10

by
Subcommittee on Epilepsy,
Treatment Strategy Review Committee

企 画

日本総合病院精神医学会 治療戦略検討委員会 てんかん小委員会

編 集

谷口　豪　国立精神・神経医療研究センター病院てんかん診療部

岩城　弘隆　道央佐藤病院精神科

倉持　泉　埼玉医科大学総合医療センター神経精神科

高木　俊輔　東京科学大学病院医系診療部門脳・神経・精神診療領域精神科

鵜飼　克行　総合上飯田第一病院老年精神科

執筆者 (五十音順)

朝山健太郎　朝山病院／日本医科大学精神神経科（A-11, C-3）

東　英樹　名古屋市立大学精神科（B-3, C-2）

岩城　弘隆　道央佐藤病院精神科（A-1, C-5）

上西　優介　和歌山県立医科大学神経精神科（B-2, C-7）

鵜飼　克行　総合上飯田第一病院老年精神科（A-4）

岸　泰宏　日本医科大学武蔵小杉病院精神科（C-4, C-8）

倉持　泉　埼玉医科大学総合医療センター神経精神科（A-2, B-1）

須田　哲史　国家公務員共済組合連合会立川病院精神神経科（D-4）

高木　俊輔　東京科学大学病院医系診療部門脳・神経・精神診療領域精神科（A-6, C-1）

谷口　豪　国立精神・神経医療研究センター病院てんかん診療部（B-6, D-1）

辻　富基美　わかやま友田町クリニック（A-10, C-6）

中神由香子　京都大学精神科（A-8, D-3）

堀之内　徹　北海道大学病院精神科神経科（A-7, B-5）

三戸麻友紗　北海道大学病院精神科神経科（A-3）

茂木　太一　自衛隊入間病院精神科（B-4）

本岡　大道　久留米大学精神科（A-9, D-5）

和田　健　広島市立広島市民病院精神科（A-5, D-2）

は　じ　め　に

　本書はてんかんとその併存症に総合病院精神科医が対処するための指針を提供することを目的としています。

　てんかんは反復するてんかん発作を主症状とする慢性の脳神経疾患です。発作の頻度や重症度は個々の患者により異なりますが，発作そのものは数分で終わることが多いです。しかし，発作再発の不安，社会的な制約，運転などの活動の制限など，患者の日常生活やライフプランに大きな影響を与えることは少なくありません。

　さらに，てんかんはしばしば精神的問題（精神症状や神経発達症など）を併存することがあり，これらの併存症は患者の生活全般に影響を与えるのみならず，てんかん発作のコントロール自体にも影響を及ぼしうることがわかってきています。

　このように，てんかんは包括的な治療や支援が必要不可欠です。そのため包括的な医療を実践するためには精神医学的な視点が重要と考えられ，近年てんかん診療から離れつつあると言われる精神科医が今後も診療に関与していっていただきたいとの思いがあります。

対象

　本指針は総合病院に勤務する精神科医，およびその他に関連するメディカルスタッフを対象としています。総合病院精神科のストレングスである，多職種連携チームが統一されたアプローチをとるために参考資料とすることを意図しています。

内容の概要

　総合病院精神科医には4つの役割が期待されていると考え，以下の構成にしました。

　1）てんかんの鑑別診断を担当する

　てんかん発作類似の精神症状（心因性非てんかん発作）もありますが，精神症状類似のてんかん発作もあります。

　本邦において成人てんかん診療は脳神経内科や脳神経外科が主たる役割を担うようになっていますが，まだまだそれらの診療科においても，てんかん専門医の数は十分とは言い難く，精神科医も「精神症状」と「てんかん発作」の鑑別をする場面は少なくありません。

　2）てんかんの「発作」の治療を担当する

　高齢発症てんかん，神経発達症の患者に併存するてんかんなど，精神科医もてんかん発作の治療を自ら行う必要がある場面もあります。直接は発作の治療を行わなくても，治療について一定の知識をもっておくことは，リエゾンコンサルテーションを実施する上でも役に立ちます。

　3）てんかんの「併存精神症状」の治療を担当する

　抑うつ，不安，精神病症状，神経発達症などの精神・行動面の問題をてんかん患者は一般よりも抱えることが多いです。詳細な病歴聴取に基づき，発作と精神症状の関連性および抗てんかん発作薬の影響を評価するなどのポイントを押さえて，包括的な診断・治療を行うことが重要です。

4）てんかんの「社会的サポート」を担当する

　福祉サービスなどの社会資源を活用して適切な社会参加を促進すること，患者教育（心理教育）を行ってんかんの理解や自己管理スキルを向上させること，精神科診療に関連する人的資源を活用して心理的支援を行うこと，など様々な形で精神科医は患者がよりよい生活の質を維持し社会適応することの支援を行うことができます。

本指針の適用範囲と限界

　本指針は，てんかんおよびその併存症のすべてを網羅するものではありません。

　本指針は本邦の総合病院精神科医が勤務する医療環境を想定して作成されていますが，個々の患者の状況や地域の医療資源によって実際には適用方法が異なる場合があります。

　最終的には患者の個別性，主治医の裁量が優先されることは言うまでもありません。

　この指針に関して，いかなる原因で生じた障害，損害に対しても著者および本学会は免責されます。

結び

　総合病院精神科医および関連するメディカルスタッフが本指針を活用し，日々の診療に役立ててそれぞれの立場でのてんかん診療を実践することに役立てていただけることを願っています。

日本総合病院精神医学会 治療戦略検討委員会内 てんかん小委員会
委員長　谷口　豪

viii

目　次

はじめに……………………………………………………………… v

A　てんかんの鑑別診断を担当する……………………… 1

A- 1　総論 ……………………………………………………… 1

〈てんかん類似の疾患〉

A- 2　失神 ……………………………………………………… 11

A- 3　心因性非てんかん発作 ………………………………… 16

A- 4　認知症 …………………………………………………… 22

A- 5　せん妄 …………………………………………………… 29

A- 6　パラソムニア …………………………………………… 34

A- 7　発作性運動誘発性ジスキネジア（PKD） ………… 40

A- 8　急性症候性発作と自己免疫性脳炎 …………………… 46

〈精神症状類似のてんかん〉

A- 9　発作性恐怖 ……………………………………………… 53

A-10　前頭葉てんかん（過運動発作）……………………… 57

A-11　NCSE ……………………………………………………… 63

B　てんかんの「発作」の治療を担当する………… 69

B- 1　総論 ……………………………………………………… 69

B- 2　抗てんかん発作薬（血中濃度）……………………… 73

B- 3　向精神薬を使用する際の注意点 ……………………… 80

B- 4　脳波（長時間ビデオ脳波検査）・MRI の基本 ……… 84

B- 5　発作時の対応（急性症候性発作・てんかん重積）……… 89

B- 6　診療連携（専門医への紹介・てんかん診療拠点）……… 95

C てんかんの「併存精神症状」の治療を担当する・・・・・・・・・・・101

C-1 総論 ・・ 101

C-2 発作間欠期精神病（交代性精神病含む）・・・・・・・・・ 105

C-3 発作後精神病 ・・・・・・・・・・・・・・・・・・・・・・・・・・・・・・・・・・・ 109

C-4 うつ病 ・・ 114

C-5 神経発達症・知的障害 ・・・・・・・・・・・・・・・・・・・・・・・・・ 122

C-6 高次脳機能障害・性格変化 ・・・・・・・・・・・・・・・・・・・・・ 128

C-7 抗てんかん発作薬に関連する精神症状 ・・・・・・・・・・・ 133

C-8 てんかん外科治療に関連する精神症状 ・・・・・・・・・・・ 139

D てんかんの「社会的サポート」を担当する・・・・・・・・・・・145

D-1 総論 ・・・ 145

D-2 利用できる公的サービス ・・・・・・・・・・・・・・・・・・・・・・・・ 150

D-3 運転免許証 ・・・・・・・・・・・・・・・・・・・・・・・・・・・・・・・・・・・・・ 156

D-4 妊娠に関する指導—てんかんを持つ女性が安心して妊娠・出産できるようにするために— ・・・ 163

D-5 てんかんのトランジション ・・・・・・・・・・・・・・・・・・・・・・・ 170

略語一覧・・ x

抗てんかん発作薬及び関連する薬剤の略語一覧
（日本では未承認の薬剤も含む）・・・・・・・・・・・・・・・・・・・・・・・・・・・・・・・ xiv

索　引・・・ 176

■略語一覧

A

AbA：autobiographical amnesia：自伝的健忘

AD：Alzheimer's disease：アルツハイマー病

ADHD：attention-deficit/hyperactivity disorder：注意欠如多動症

ADL：activities of daily living：日常生活動作

ADNFLE：autosomal dominant NFLE：常染色体顕性夜間前頭葉てんかん

ALF：accelerated long-term forgetting：加速的長期健忘

ASM：anti-seizure medication：抗てんかん発作薬

B

BPSD：behavioral and psychological symptoms of dementia：認知症の行動心理症状

C

CT：computed tomography：コンピューター断層撮影法

CYP：Cytochrome P450：シトクロム P450

D

DAT：dopamine transporter：ドパミントランスポーター

DLB：dementia with Lewy bodies：レビー小体型認知症

DSM-5-TR：Diagnostic and Statistical Manual of Mental Disorders, 5th edition, Text Revision：精神疾患の診断・統計マニュアル第5版・改訂版

DWI：diffusion-weighted imaging：拡散強調画像

E

ECT：electroconvulsive therapy：電気けいれん療法

EEG：electroencephalography：脳波検査

EIAED：enzyme-induced antiepileptic drugs：酵素誘導型抗てんかん薬

F

FAS：focal aware seizure：焦点意識保持発作

FBTCS：focal to bilateral tonic-clonic seizure：焦点起始両側強直間代発作

FDA：Food and Drug Administration：米国食品医薬品局

FIAS：focal impaired awareness seizure：焦点意識減損発作

FLAIR：fluid attenuated inversion recovery：流体抑制反転回復法（MRI技術の一つ）

I

IC：informed consent：インフォームド・コンセント

ICCA：infantile convulsions with choreoathetosis：乳児けいれん発作性舞踏アテトーゼ

ICD-11：International Classification of Diseases-11：国際疾病分類第11版

ICU：intensive care unit：集中治療室

IED：interictal epileptiform discharge：発作間欠期てんかん様放電

ILAE：International League Against Epilepsy：国際抗てんかん連盟

L

LOEU：late-onset epilepsy of unknown cause：原因不明の高齢発症てんかん

LTM：long-term video EEG monitoring：長時間ビデオ脳波同時記録

M

MIBG：123I-meta-iodobenzylguanidine

MRA：magnetic resonance angiography：磁気共鳴血管画像

MRI：magnetic resonance imaging：磁気共鳴画像法

MSW：medical social worker：医療ソーシャルワーカー

MTLE：mesial temporal lobe epilepsy：内側側頭葉てんかん

N

NaSSA：noradrenergic and specific serotonergic antidepressant：ノルアドレナリン作動性・特異的セロトニン作動性抗うつ薬

NCSE：non-convulsive status epilepticus：非けいれん性てんかん重積

NFLE：nocturnal frontal lobe epilepsy：夜間前頭葉てんかん

NMDA：N-methyl-D-aspartate：N メチル D アスパラギン酸

NPO：Nonprofit Organization：民間非営利団体

NREM：non-REM：ノンレム

P

PCC：preconception care：プレコンセプションケア（妊娠前の健康管理）

PD：Parkinson's disease：パーキンソン病

PD：panic disorder：パニック障害

PED：paroxysmal exercise induced dyskinesia：発作性労作誘発性ジ
スキネシア

PET：positron emission tomography：陽電子放出断層撮影法

PKC：paroxysmal kinesigenic choreoathetosis：発作性運動誘発性舞踏
アテトーゼ＝PKD

PKD：paroxysmal kinesigenic dyskinesia：発作性運動誘発性ジスキネ
シア＝PKC

PNES：psychogenic non-epileptic seizure：心因性非てんかん発作

PNKD：paroxysmal non-kinesigenic dyskinesia：発作性非運動誘発性
ジスキネシア

PPI：proton pump inhibitor：プロトンポンプ阻害薬

PRES：posterior reversible encephalopathy syndrome：可逆性後頭葉
白質脳症

PSW：psychiatric social worker：精神科ソーシャルワーカー

PWE：people with epilepsy：てんかんのある人

Q

QOL：quality of life：生活の質

R

RBD：REM sleep behavior disorder：レム睡眠行動障害

REM：rapid eye movement：レム（急速眼球運動）

REM sleep：rapid eye movement sleep：レム睡眠

RWA：REM sleep without atonia：筋弛緩を伴わないレム睡眠

S

SLFIE：self-limited familial infantile epilepsy：自然終息性家族性乳児てんかん

SNRI：serotonin noradrenaline reuptake inhibitor：セロトニン・ノルアドレナリン再取り込み阻害薬

SPECT：single photon emission computed tomography：単一光子放射断層撮影法

SSRI：selective serotonin reuptake inhibitor：選択的セロトニン再取り込み阻害剤

T

TCA：tricyclic antidepressant：三環系抗うつ薬

TEA：transient epileptic amnesia：一過性てんかん性健忘

TIRDA：temporal intermittent rhythmic delta activity：側頭部間欠性律動性 δ 活動

V

VEEG：(long-term) video EEG monitoring：(長時間ビデオ脳波) ビデオ脳波同時記録 (＝長時間ビデオ脳波検査 (LTM) と同義で使われることが多い)

W

WHO：World Health Organization：世界保健機構

xiv

■抗てんかん発作薬及び関連する薬剤の略語一覧（日本では未承認の薬剤も含む）

ACTH：adrenocorticotropic hormone：副腎皮質刺激ホルモン

APT：acetylphneturide：アセチルフェネトライド

AZA／AZM：acetazolamide：アセタゾラミド

BRV：brivaracetam：ブリバラセタム

CBD：cannabidiol：カンナビジオール

CBZ：carbamazepine：カルバマゼピン

CLB：clobazam：クロバザム

CLZ：clorazepate：クロラゼプ酸

CNB：Cenobamate：セノバメート

CZP：clonazepam：クロナゼパム

DZP：diazepam：ジアゼパム

EHN：ethotoin エトトイン

ESL：eslicarbazepine：エスリカルバゼピン

ESM：ethosuximide：エトスクシミド

EVE：everolimus：エベロリムス

FBM：felbamate：フェルバメート

FEN／FFA：fenfluramine：フェンフルラミン

fPHT／fosPHT：fosphenytoin：ホスフェニトイン

GBP：gabapentin：ガバペンチン

KBr：potassium bromide：臭化カリウム

LCM：lacosamide：ラコサミド

LEV：levetiracetam：レベチラセタム

LTG：lamotrigine：ラモトリギン

LZP：lorazepam：ロラゼパム

MDL：midazolam：ミダゾラム

NZP：nitrazepam：ニトラゼパム

OXC：oxcarbazepine：オクスカルバゼピン

PB：phenobarbital：フェノバルビタール

PER：perampanel：ペランパネル

PGB：pregabalin：プレガバリン

PHT：phenytoin：フェニトイン

PIR：piracetam：ピラセタム

PRM：primidone：プリミドン

PSL：prednisolone：プレドニゾロン

RUF／RFN：rufinamide：ルフィナミド

STP：stiripentol：スチリペントール

ST／STM：sultiame／sulthiame：スルチアム

TGB：tiagabin：ティアガビン

TMO：trimethadione：トリメタジオン

TPM：topiramate：トピラマート

VGB：vigabatrin：ビガバトリン

VPA：valproate：バルプロ酸

ZNS：zonisamide：ゾニサミド

A

てんかんの鑑別診断を
担当する

A-1：総　　論

岩城弘隆（道央佐藤病院精神科）

Dos

・てんかんと類似疾患を正確に鑑別するための基本的な知識を確認すること。
・鑑別診断には問診が最も重要で，患者の詳細な病歴や発作の特徴を把握する。

1．てんかんとは？

WHO（World Health Organization：世界保健機関）および日本神経学会によるてんかん診療ガイドライン[1]では，てんかんを「慢性の脳の病気で，大脳の神経細胞が過剰に興奮し，脳の症状（発作）が反復して（2回以上）起こるものである」と定義する。この説明を簡略化すると，我々の脳神経細胞は「オン（興奮）」と「オフ（抑制）」のスイッチを繰り返し，情報交換や身体を動かす指令を正しく出す。てんかんは，多くの神経細胞が同時に興奮するため，様々な症状（発作）が発生する。発作の反復はてんかんの特徴である。発作は感覚，行動，意識，または運動機能に異常をもたらし，全身性のものから外からはわかりにくいものまで，形態は多岐にわたる。これらの発作は，日

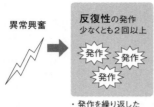
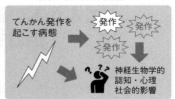

図1 てんかんの定義の変遷

WHOでは、てんかんを次の4要素で定義している：1）慢性の脳疾患、2）大脳の神経細胞由来、3）過剰な放電、4）反復性の発作。2005年の定義更新により、てんかん発作を引き起こす病態が、神経生物学的、認知的、心理的、および社会的影響を含む脳疾患として広げられている[2]。さらに、さらに、2005年および2014年の定義[3]によれば、たとえ一回の発作でも、再発の可能性が高い場合はてんかんと診断される。

常生活中に突然発生しうるため、適切な診断と治療が重要である（**図1左側**）。

一方で、国際抗てんかん連盟による2005年の新定義[2]では、「てんかん発作＝大脳の神経細胞が過剰あるいは過同期した状態（てんかん性活動）による症状と徴候が一過性に出現したもの」、「てんかん＝てんかん発作を引き起こす持続する病態と、その神経生物学的、認知的、心理的、社会的影響によって形成される病態からなる脳疾患」であり、その定義上は少なくとも1回のてんかん発作の出現が必須である。また同じく国際抗てんかん連盟による2014年の定義[3]では、1）24時間以上の間隔を空けて2回以上の発作がある状態、2）1回の発作後に再発のリスクが高い状態、3）明確な「てんかん症候群」が確認される状態、とされる。以上を要約すると、てんかんは、従来の「反復発作の状態」から、臨床的な定義としては発作が1回でも、発作

を繰り返す可能性が高ければてんかんと言ってよい，また認知機能の障害や情緒面の問題を含めてんかんである，と広範な定義に拡がっている（**図 1 右側**）。これら新しい定義は，日本で十分受け入れられているとはいえず，例えば道路交通法では従前の「反復する 2 回の発作」が一般に広く認知されており，新しい定義への移行が慎重に模索されつつある。この項でわざわざてんかんの定義を説明した理由は，<u>てんかん発作そのものだけでなく，てんかんによって引き起こされる認知機能の障害や情緒面の問題がてんかん性であるかどうかを鑑別すること</u>が，臨床上非常に重要だからである。

てんかんの診断の重要性は，まず問題となっている発作がてんかんに由来するものであると正確に判断することで，抗てんかん発作薬による治療が効果を発揮し，再発を抑制できる可能性があるためである。また，発作が認知機能や情緒の問題を引き起こす場合，これらの障害も抗てんかん発作薬で改善されることが期待される。また，てんかんの診断は運転や就労に大きな影響を与えるため，てんかんでない病気をてんかんであると過剰診断をしてしまうと，その患者に深刻な影響を与える。それを避けるためにも正確な鑑別が必要である。

2．てんかん類似の疾患
てんかんと他の疾患との鑑別が必要な場合は，**図 2** で示すように主に 2 つのパターンがある。前者は突発的に発生する症状がてんかん発作か否か，後者は急激に変動する認知・情緒面の障害がてんかん由来か否か，である。

まず，てんかんとの鑑別が必要な非てんかん性の疾患とし

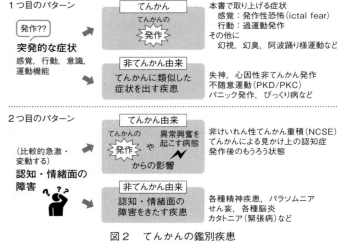

図2　てんかんの鑑別疾患
てんかんの鑑別には主に2つのパターンが存在する。1つ目は突発的に起こる症状がてんかん発作であるか否か（上段），2つ目は認知・情緒の変動や障害がてんかん発作による影響やその病態から直接生じる障害であるか否か（下段）である。

て代表的なのは失神であり，積算の発生率は10年間で6％とてんかんよりも高い[4]。これに加え，インスリノーマによる低血糖，睡眠中の異常行動，心因性非てんかん発作なども鑑別が困難な症例であり，ビデオ脳波モニタリングが診断を確定するための決定的な手段となる。これらの疾患の特徴とてんかんとの区別方法は，本書の別項でそれぞれ詳述する。

　また，てんかん発作はその症状が多岐にわたる。感覚，行動，意識，運動機能に影響を及ぼし，扁桃体の異常放電による発作性恐怖や前頭葉てんかんにおける過運動発作など，比較的頻度が高く，しばしば精神疾患と鑑別を求められるケースがある。これらの発作の詳細と鑑別のポイントについては後ほど説明する。

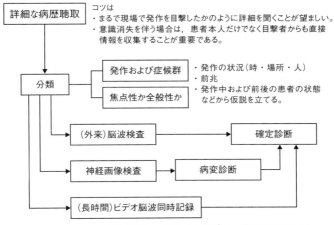

図3 てんかんの鑑別診断の手順（文献[6]より著者引用改変）

一方で，比較的急激に変動する認知・情緒面の障害の代表としては，非けいれん性のてんかん重積や高齢者のてんかんによる健忘・意識障害がある。これらは特にリエゾン現場での問題となりやすい[5]。

3．診断までの手順：基本姿勢

診断は，図3で示したように，1）詳細な病歴聴取（問診），2）外来脳波検査，3）画像診断，4）長時間ビデオ脳波同時記録の4つが基軸である[6]。

特にてんかんの鑑別診断において問診が最も重要である。理想的には，患者の発作を直接目撃することが最も有効であるが，多くの場合これは比較的稀だからである。したがって，問診では発作をまるで目撃したかのように詳細を聞くことが求められる。この際，発作の具体的な症状を聞くだけでなく，発生時の状況（図4），発作の前兆（図

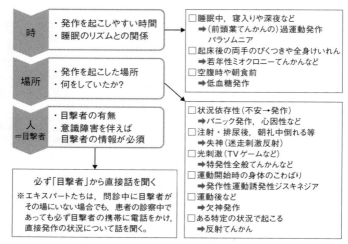

図4　問診で聞くべき発作の発生時の状況

てんかん発作の鑑別診断において，発作が発生したときの状況を「時・場所・人」という3つの要素に分けて詳しく聞くことは重要である。このアプローチは，てんかん発作の可能性を評価し，他の類似した症状（例えば，心因性非てんかん性発作，失神など）と区別するのに役立つ。

前兆 ＝てんかんであればてんかん発作の一部
発作の起こる脳の特定の部位を示唆することがある

前兆の内容	焦点が疑われる場所
手足の痛みやしびれ	頭頂葉（中心後回）
視覚性の前兆＝要素性幻視（赤い点が見える等）	後頭葉
聴覚性の前兆＝要素性幻聴（意味のない耳鳴り）	側頭葉（一次聴覚野）
臭覚・味覚の異常	側頭葉（内側）
嘔吐・上部不快感・腹痛などの自律神経性前兆	側頭葉（内側）
発作性情動症状（突然の恐怖や不安）	側頭葉（内側）
既知感・親近感の変容	側頭葉（内側）
失語（しゃべれない，聞いている内容がわからない）	左側頭葉・前頭葉

脳の機能部位に対応した症状＝発作焦点の推定

失神や心因性非てんかん発作も状況に関連した前兆がある場合あり
（例：注射の後の気分の悪さ，ストレス後の落ち込みや不安）

図5　問診で聞くべき発作の前兆

5)，発作前後の患者の状態，家族歴や既往症，発作に関連する環境やトリガーとなる要因などの詳細な情報が重要である。

問診の際には，患者本人だけでなく，可能な限り家族や介護者からの情報も集めることが推奨される。例えば，筆者がこれまでに師事してきたてんかんのエキスパート達は，問診で目撃者がその場にいなければ，患者との診察中であっても必ず目撃者の携帯に電話をして直接発作の話を聞く。これにより，患者が自覚できない症状や発作の詳細も把握することができ，より全面的な診断へとつながる。

外来脳波検査は発作型診断とてんかん症候群診断には不可欠であるが，脳波検査だけでは診断を確定することはできない。脳波のパターンは発作の型や，潜在的な原因部位を特定する手がかりを提供する。

画像診断（例えば頭部MRIやCTスキャン）は，構造的異常を特定することに役立つ。これにより，てんかんの原因となる脳内の異常や損傷を検出することが可能である。

長時間ビデオ脳波同時記録は，通常の外来脳波検査では捉えきれない間欠的な発作パターンや，日常生活の中での発作を記録し，より正確な診断に寄与する。この検査では，ビデオ監視下での脳波を連続して記録することにより，発作時の行動と脳波の変化を同時に評価することができる。これによって，発作のタイプの特定，起源部位の同定，そして治療方針の決定に大きく貢献する。

これらの診断ツールの組み合わせは，てんかん診療における正確な鑑別と効果的な治療計画の策定を可能にする。

5．症状別の鑑別

本項では，てんかんが鑑別に挙がる代表的な2つの症状：全身けいれんと意識減損発作に分けて，症状から鑑別するための実際の診断手順を示していく。

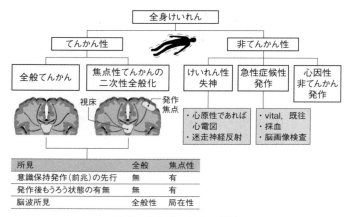

図6　全身けいれんの鑑別

1）全身けいれん（図6）

けいれん（痙攣）とは，全身または一部の筋肉が発作的に不随意収縮する神経症候である。てんかんの発作症状の場合と，けいれん性失神と全身性疾患に伴う急性症候性発作や，心因性非てんかん発作の症状としての全身けいれんなどがある。けいれんを来す疾患は多岐にわたるが，重篤な疾患の一症候としてみられることもあるため，しっかり検査を進める必要がある。

いわゆる大発作（強直間代発作）が見られると全般てんかんをイメージされる場合が多いが，まずほとんどのてんかん類型，てんかん症候群において症状が悪化すれば強直間代発作が出現する。そのため，強直間代発作単独では鑑別診断の手助けにはならない。睡眠中に大発作が集積する場合や図5中の表で示した前兆，発作後の一過性の麻痺や半盲，失語などの巣症状などがあれば焦点性てんかんが疑われる。急性症候性発作では各種脳画像検査の異常やアルコールやベンゾジアゼピン系薬剤の摂取歴などが重要であ

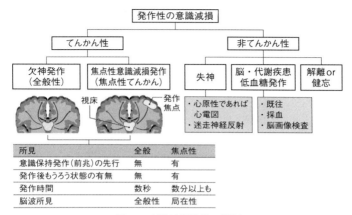

図7　意識減損発作の鑑別

る。失神でも全身がぴんと伸びるようなけいれんを伴うこともある。心因性非てんかん発作の全身けいれんは発作中の閉眼，発作中に会話ができるなどの兆候がある場合もあるが，複雑な症例もありビデオ脳波同時記録でなければ見抜けないことも多い。

2）意識減損発作の鑑別（図7）

意識減損発作の鑑別診断は，上記の全身けいれんとは違い，単に発作を目撃しただけの外見的な情報では困難である。この理由は，単純に動きが止まる発作から，激しい身体の動きが伴う複雑な発作まで，意識減損発作といってもてんかんは発作の形態が非常に多様であり，さらに他の意識障害を来す疾患との外見的な類似点が多く存在するためである。例えば，心因性非てんかん性発作，失神，低血糖から起こる意識障害など，これらもすべて意識減損を伴うため，てんかん発作と外見上区別がつきにくい。

このような背景から，てんかん発作の正確な鑑別診断には，患者の詳細な医療歴の確認が必要である。加えて，発

作を目撃した者からの証言も，症状の詳細を提供するための重要な情報源である。神経学的評価を通じて，患者の脳神経の状態や機能に異常がないかを調べることも重要である。

　さらに，脳波はもちろんのこと，頭部のMRIやCTスキャンも，脳内の構造的な異常を明らかにし，他の原因による意識減損の可能性を排除するために用いられる。

　治療応答の評価も鑑別診断には重要である。治療に反応しない場合は他の病態が原因である可能性を考慮する。

　以上まとめると，てんかんの意識減損発作を正確に鑑別するには，外見的観察だけでなく，医療歴の詳細な確認，神経学的評価，脳波検査，画像診断技術の利用，および治療応答の評価など，包括的なアプローチが不可欠である。

DON'Ts

・すべての発作症状をてんかんと診断しないこと。
・単一の検査結果に依存して診断を下さないこと。

文　献

1）「てんかん診療ガイドライン」作成委員会：てんかんの診断・分類，識別（REM睡眠行動異常症を含む），日本神経学会監修，「てんかん診療ガイドライン」作成委員会編：てんかん診療ガイドライン2018，医学書院，東京，p.2-3，2018.

2）Engel, J. Jr. : Report of the ILAE classification core group. Epilepsia, 47 ; 1558-1568, 2006.

3）Fisher, R.S., Acevedo, C., Arzimanoglou, A. et al. : A practical clinical definition of epilepsy. Epilepsia, 55 ; 475-482, 2014.

4）Savage, D.D., Corwin, L., McGee, D.L. et al. : Epidemiologic features of isolated syncope : The Framingham Study. Stroke, 16 ; 626-629, 1985.

5）岩城弘隆：リエゾン診療で役立つてんかんや脳波の知識．臨床精神医学，53；153-160，2004.

6）日本てんかん学会ガイドライン作成委員会：てんかんの診断ガイドライン．てんかん研究，26；110-113，2008.

A　てんかんの鑑別診断を担当する　11

【てんかん類似の疾患】

A-2：失　神

倉持　泉（埼玉医科大学総合医療センター神経精神科）

Dos

・「意識を失って倒れた」場合，てんかんと失神は常に鑑別の対象となる。
・通常と異なる発作がみられたときにも，失神を疑い，心電図などの検査を行う。
・発作時の状況，前兆，発作の起こり方，発作の持続時間，覚醒後の症状などの把握が大切なので，本人ならびに目撃者からの情報をしっかり聴取する。

1．概念

　失神（syncope）とは，自然に回復する一過性の意識消失であり，多くの場合，発作中には姿勢を保持できず転倒する[1]。失神の約15％はけいれんを伴うが，これは意識消失後に出現し，持続は数秒のことが多い。失神は20～30％の症例では原因が特定できないといわれており，診断が困難な症候群の1つである。失神は緊急外来患者の3～5％を占め，発生率は6.2／1,000人／年であり，若干女性に多いとされる[2]。高齢者の失神の発症率はてんかんより高率であり，70歳以上では約23％が失神を経験している。

　失神の分類としては反射性失神（血管迷走神経性失神，状況失神，頸動脈洞性失神），起立性低血圧による失神（自律神経障害，薬剤誘発性，循環血液量減少），心原性失神（不整脈，器質性疾患）に分けられる。状況失神は，排尿，排便，嚥下，咳嗽，息こらえ，嘔吐などで失神が起こるも

のを言う。基本的に血圧が低下し，意識を維持するだけの脳血流が保たれないことに起因する。通常では収縮期血圧で70mmHgまで低下してもイベントは生じないが，高齢者やもともと高血圧を有している患者では，より軽度の血圧低下でも失神を起こすことがある。

2．診断[3]

てんかんと同様に経過，症状に関する詳細な問診が重要である。意識障害があり，姿勢保持不能，急に生じ，短期に自然回復し，後遺症がなければ失神の可能性が高い。ふらつき，動揺感，軽い頭痛，めまい，悪心，心窩部不快感，目のかすみ，顔色不良，四肢しびれ感，などが先行する。排尿・排便，恐怖などの強い情動，長時間立位をとるといった状況下で，冷や汗や眼前暗黒感が先行して転倒し，意識がなくなるのは失神発作の典型である。強い頭痛，神経局在徴候，複視，構音障害などがあれば，失神は否定的である。補助診断としてバイタルサイン，心肺機能，外傷の有無を調べ，神経学的診察，起立テストを行い，常用薬を確認する。必要に応じ血液，生化学検査，胸部X線，心電図，心エコー，頭部CT，MRI，MRA，脳波検査を行う。

失神とてんかん発作の鑑別を表1に示す[4]。失神発作の特徴は，発作後意識変化や疲労，倦怠感を伴うことがない点である。

3．原因

大脳全体か脳幹部の一過性低灌流が原因となる。血流が3〜5秒途絶えると失神を生じる。背景には，先に述べた通り，①反射性失神（血管迷走神経性失神，状況失神，頸動

表 1　失神とてんかん発作の鑑別[4]

	失　神	てんかん発作
体位と発作の関係	立位で発作が起きることが多い	体位と発作は関係ない
発作直前の顔色	顔面蒼白が見られる	変化なし
前駆症状	眼前暗黒感などが前駆する	ないこともあり，あっても短い（数秒～数十秒）
外傷・尿失禁	稀	高頻度に見られる
強直・間代けいれん	あっても持続は数秒で，意識消失後に始まる	持続は数十秒以上で意識消失と同時に始まる
意識消失の持続時間	短い	長い
意識の回復	急に回復	徐々に回復
発作後の状態	脱力はあるが，意識は清明	錯乱．頭痛・嗜眠が高頻度に見られる
脳波	正常のことが多い	てんかん性異常がしばしばみられる

脈洞性失神），②起立性低血圧による失神（自律神経障害，薬剤誘発性，循環血液量減少），③心原性失神（不整脈，器質性疾患）などに分類される。

　起立性低血圧を生じる疾患はレビー小体病（パーキンソン病，レビー小体型認知症），多系統萎縮症などである。降圧薬，利尿剤，三環系抗うつ薬，前立腺肥大治療薬（α1 受容体遮断薬）などの薬剤，飲酒，出血，脱水，貧血も血圧を低下させる。

　神経調節性失神は思春期に多い。長時間の朝礼で倒れてしまった場合などはこれを疑う。立位により下肢末梢静脈のうっ滞，心臓への静脈還流量が減少する。これによる動脈圧低下に対して高圧系圧受容体反射により，交感神経系の緊張と迷走神経系の抑制が生じる。立位姿勢を継続する

ことにより，左室の機械的受容器を刺激し，血管運動中枢を抑制，迷走神経心臓抑制中枢を興奮させ，血管拡張と心拍数減少を来すと考えられている。血管迷走神経反射，頸動脈洞過敏症候群，咳嗽，排便，排尿時失神もここに含まれる。

心原性失神の背景には不整脈（伝導障害，徐脈，頻脈），器質性心疾患（弁膜症，心筋梗塞，心筋症），肺塞栓などがある。また，脳血管性失神は椎骨脳底動脈系の一過性脳虚血発作のほか，盗血症候群，過呼吸で生じる。

4．鑑別診断

一過性意識障害を呈する代謝性障害（低血糖，低酸素血症，低ナトリウム血症），てんかん，中毒，頭部外傷などを鑑別する。ナルコレプシーの脱力発作，椎骨脳底動脈系の一過性脳虚血発作による下肢脱力，心因性も類症を呈す。どの程度の意識障害を呈しているか，できるだけ具体的に問診や，身体診察，臨床検査で確認できるとよい。

5．予後

通常は予後良好である。しかし心原性では重大な障害の前兆である例もあるので，注意する。また，失神時の転倒や交通事故が身体障害を引き起こすこともある。診断が確定し安全を確認できるまでは，車の運転などは避けてもらったほうがよいだろう。

6．治療

起立性低血圧では飲水などにより十分補液し，塩分摂取を増やす。また，起立時に頭を下げ，急な起立を避ける。昇

圧薬としてミドドリン，アメジウムなどを試すこともできる。難治例にはフルドロコルチゾンを用いるが，心不全に注意する。薬剤性なら原因薬剤を減量，中止，変更する。コリンエステラーゼ阻害薬は徐脈を誘発して失神を生じることもある。不整脈による失神の場合は必要に応じ薬物治療，カテーテルアブレーション，ペースメーカー植込みを考慮する。

DON'Ts

・発作時の脳波は参考になるが，発作間欠期の脳波は補助検査として，過信してはならない。
・自動車運転に関する指導を忘れてはいけない。失神の原因がわかり，治療が行われるまでは運転は控えてもらうべきである。
・総合診療内科や循環器内科へのコンサルトを躊躇してはいけない。診療を悩んで一人で抱え込んではいけない。

文　献

1) Task Force for the Diagnosis and Management of Syncope, European Society of Cardiology (ESC), European Heart Rhythm Association (EHRA), Heart Failure Association (HFA), Heart Rhythm Society (HRS) : Guidelines for the diagnosis and management of syncope (version 2009). Eur. Heart J., 30 ; 2631-2671, 2009.

2) Savage, D.D., Corwin, L., McGee, D.L. et al. : Epidemiologic features of isolated syncope : The Framingham study. Stroke, 16 ; 626-629, 1985.

3) The Task Force for the diagnosis and management of syncope of the European Society of Cardiology (ESC) Developed with the special contribution of the European Heart Rhythm Association (EHRA) : 2018 ESC Guidelines for the diagnosis and management of syncope. Eur. Heart J., 39 ; 1883-1948, 2018.

4) 日本神経学会監修，「てんかん診療ガイドライン」作成委員会：てんかん診療ガイドライン2018．医学書院，p.132，2018．

A-3：心因性非てんかん発作

三戸麻友紗 （北海道大学病院精神科神経科）

Dos

・心因性非てんかん発作を疑う場合は発作症状や発作時脳波所見から総合的に判断する。
・問診で得られる情報と発作を撮影した動画記録によって診断の正確さは向上する。
・診断だけではなく治療にも長時間ビデオ脳波検査を積極的に活用する。

1．はじめに

心因性非てんかん発作（psychogenic non epileptic seizures：PNES）はてんかん発作に類似した症状を示すが，てんかんのように原因が大脳神経活動の過剰な興奮とは異なるため，抗てんかん発作薬は無効である。PNESはてんかん診療の場面から生まれた名称であり，通常の精神科診断では転換性障害あるいは解離性障害（ICD-11では解離性神経学的症状症，DSM-5-TRでは機能的神経学的症状症，変換症）と診断されるものが多い。背景には心理的な問題が影響していることが多いため，精神科的治療や支援が有効とされている。PNESはてんかんの鑑別として重要であるが，てんかんが合併することもあるため注意が必要である。

2．PNESの診断

成人のPNESの場合，発作の初発から診断確定まで，平均7年かかるといわれている。診断に時間を要する理由の1つとして，初発発作の後に一般的にはまず精神科ではな

表1 てんかん発作と心因非てんかん発作（PNES）との鑑別ポイント[1]

	てんかん発作	心因性非てんかん発作
発作起始	通常急激に始まるが，長時間にわたる前兆を自覚することがある	徐々に始まる
睡眠中の発作	起こりうる 心窩部や頭部の不快感，動作停止より開始する	起こらないが，本人が睡眠中と述べることがある
臨床特徴	一側の運動または感覚変化，両側の運動は同期性，前頭葉てんかんでは非同期性の粗大な運動がありうる	頭や身体を左右に揺らす，手足の非同期性のばたつき，細かい震えなど
発声	強直間代発作開始時の叫声，焦点意識減損発作中に発声することができる	叫ぶ，金切り声，すすり泣き
外傷	舌縁を噛む，打ち傷	咬舌（舌先が多い），打ち傷はありうる
失禁	ある	ありうる
反応性	一部の焦点発作では保たれる	閉眼し反応しないことが多い
暗示による誘発	なし	多い

く脳神経内科や脳外科へ受診をすることが挙げられる。総合病院においては，てんかん様の発作を起こしているが，一般的なてんかん発作症状でなかったり，典型的な検査所見が得られない，薬物療法抵抗性などの場合に精神科へコンサルトされることが多い。

　PNES診断はてんかんの診断と同様に様々な情報（病歴，発作症状や脳波など）を集約し，医学的な判断に基づいて行われる。発作症状を直接診察医が目撃する機会は少ないため，問診によって発作症状を評価するのが基本である。以下にてんかん専門医ガイドブック改訂第二版に記載されている鑑別ポイントを示す（**表1**）[1]。目撃者と本人から

の情報収集が必要であるが，問診の時点で正しく症状が伝えられていない・医師が情報を正しく判断できていない可能性を考慮しないといけない。そのため，可能な範囲で発作症状の動画撮影を家族などに依頼するとよい。動画記録を活用することで問診以上の情報を収集することもある。PNESにおいては外来の一般脳波検査での発作間欠期の有無は，診断を肯定も否定もすることはできない。診断レベルを上げるためには長時間ビデオ脳波検査によって発作症状や発作時脳波を複数の目で解析し，発作症状がPNESであることを確認する必要がある。しかし，通常の長時間ビデオ脳波検査は患者への負担も大きく，数日から5日程度と検査期間が限られているため，検査中に発作が記録されないこともあり，1回の検査で診断が確定できない場合もある。

3．PNESの症状

　PNESを疑う発作症状はいくつか知られているが，そのうちの一つに「発作持続時間が長いこと」がある。PNES発作はてんかん発作に比べて長時間持続し，さらに症状の経過もはっきりせず動揺性に持続する傾向があるため救急搬送されることが多い。その他に多い症状として「発作中の閉眼」や「発作中の首の横振り」なども知られているが，これらは単一でPNESを診断・否定できるものではなく，あくまでもPNESを疑う症状の一つに過ぎないということを理解しておく必要がある。そのほか，PNESを疑う病歴としては，**表2**を参考にするとよい[2]。てんかんの診断が曖昧なまま，複数の抗てんかん発作薬の治療が長年続けられているにもかかわらず，発作が抑制されず頻回に救急受診

表2　PNESを疑う病歴[2]

・患者さんの説明が要領を得ない
・てんかんの診断根拠が曖昧
・はっきりしない発作型が複数存在する
・抗てんかん発作薬の種類や量を増やしても「発作」はますます悪化
・多くの医師の診察を受け，頻回の入院歴，頻回の救急外来受診歴

表3　PNESに関する診断・治療ガイドライン（2009）[4]

1. 発作症状の観察と病歴聴取からPNESの可能性が高いことが示唆される
2. 複数回のビデオ脳波同時記録による発作の非てんかん性が確認される
3. カウンセリングや抗てんかん薬の減量を含めた一定期間の治療的介入による経過観察を順を追って確認する

している病歴や，発作症状がてんかん発作としては典型的でない場合もPNESの可能性を考えるきっかけとなる[3]。PNESの診断は発作症状および発作時脳波所見から総合的に行われるものであり，心理的要因の特定の有無は診断には必須ではない。治療的介入により発作症状がどのように変化したのか確認することも有効である。カウンセリングや抗てんかん発作薬の減量を含めた一定期間の治療的介入による発作症状の変化は，診断の裏づけに有用である（表3）[4]。

4．PNES告知

PNESの治療において，告知の内容と方法は重要である。なぜなら，PNESの診断説明の後に速やかに発作が止まり，そのうち約半数の患者では6ヶ月後も発作が抑制されていることが確認されているからである[5]。その一方で，PNESの診断説明が患者や家族にとって受容できず困惑・反発し

「てんかん」の診断を求めて他の医療機関を受診してしまうなどの反治療的な結果を招いてしまうケースもみられる。PNES告知では，まずはてんかん診療の経験のある医師より「てんかん発作ではなくPNESである可能性が高い」という説明が行われた後に，精神科医がPNESについて説明することが望ましい。その際には個人的な背景に焦点をおいた説明は行わず，一般論としてのPNESについて説明することが大切である。具体的には，①意図的に行っている症状ではない，②脳に負荷がかかって自分でもコントロールできなくなっている，③死に直結する症状ではない，④心因はすぐにわからないこともあるが時間をかけて特定できることもある，⑤精神科の治療によって発作が改善する可能性が高い，⑥精神科の診察が安定するまではてんかん診療医の併診も継続する，などを中心に本人・家族の理解力や希望などに応じて説明していくとよい。診断受容を強く促さず，患者や家族と良好なコミュニケーションをとり，精神科の外来に受診しやすいような雰囲気を作ることを目標にするとよい。なお，PNESに対して抗不安作用，抗けいれん作用を期待してdiazepamなどのベンゾジアゼピン系薬の投与が試みられることもあるが，脱抑制を誘起してしまったり，患者によっては注射の痛み自体が過去の外傷体験を想起させてしまうことがあるため，注意が必要である。

PNES治療における向精神薬は，あくまで補助的な役割であることを念頭に置く。PNESの場合，抗てんかん発作薬は多剤併用，大量になっていることが多いため不必要な抗てんかん発作薬の漸減中止や処方の単剤化を目指し，不必要な抗てんかん発作薬の漸減・中止が完了するまでは精神科とてんかん診療医の併診が望ましい。てんかんの既往・

合併がないと考えられていたPNES患者に抗てんかん薬を漸減中止したところ，73例中3例にてんかん発作が確認された報告がある[6]。患者の中には非典型的なてんかん発作を有している場合やPNESの合間にてんかん発作が目立たない形で併存している場合もあるため[4]，治療介入による変化を経過観察し，その都度診断を再検討していくという姿勢が現実的である[4,7]。てんかん合併例の可能性もあるため，精神科単独の診療となった際にも速やかに相談できるような双方向性の環境を築くことが大切であり，すぐに対応できる体制が患者との信頼関係にも繋がり，治療的となる。PNES診療において，診療科横断的な包括的なアプローチ，診断から治療へのシームレスな他科連携が重要である[7]。

DON'Ts

・安易に抗てんかん発作薬や向精神薬を使用しない。
・PNES診断後の発作症状をすべてPNESと安直に考えてはいけない（てんかん合併の可能性もありうる）。

文　献

1) Reuber, M., Fernández, G., Bauer, J. et al. : Diagnostic delay in psychogenic nonepileptic seizures. 58 ; 493-495, 2002.
2) 谷口豪，兼本浩祐：PNES臨床講義．中外医学社，東京，p.54-58, 2023.
3) LaFrance, W.C. Jr., Baker, G.A., Duncan, R. et al. : Minimum requirements for the diagnosis of psychogenic nonepileptic seizures : A staged approach : A report from the International League Against Epilepsy Nonepileptic Seizures Task Force. Epilepsia, 54 ; 2005-2018, 2013.
4) 兼本浩祐，藤原建樹，池田昭夫ほか：心因性発作（いわゆる偽発作）に関する診断・治療ガイドライン．てんかん研，26；478-482, 2009.
5) Duncan, R., Razvi, S. and Mulhern, S. : Newly presenting psychogenic nonepileptic seizures : Incidence, population characteristics, and early outcome from a prospective audit of a first seizure clinic.

Epilepsy & Behavior, 20 ; 308–311, 2011.

6) Oto, M., Espie, C., Pelosi, A. et al. : The safety of antiepileptic drug withdrawal in patients with non‐epileptic seizures. J. Neurol. Neurosurg Psychiatry, 76 ; 1682–1685, 2005.

7) 谷口豪：心因性非てんかん性発作（PNES）再考 ―包括的なPNES診療の構築に向けて―. 精神神経学雑誌, 122：87-104, 2020.

A-4：認知症

鵜飼克行（総合上飯田第一病院老年精神科）

Dos

・高齢発症てんかんと認知症性疾患との類似性・関連性・合併可能性を認識する。

・焦点意識減損発作（FIAS）／非けいれん性てんかん重積（NCSE）／一過性てんかん性健忘（TEA）と認知症性疾患との鑑別を意識する。

・認知症を疑ったときはてんかんも，てんかんを疑ったときは認知症も疑う。

・脳波検査を積極的に活用する。

---

1. 高齢発症てんかんの特徴

てんかんは乳幼児期に発症することが多いとされてきたが，初老期から老年期にかけて乳幼児期以上に多く発症することが明らかとなってきた。65歳以上で発症する（原因不明の）てんかんを「高齢発症（初発）てんかん（late onset epilepsy of unknown cause：LOEU）」と呼んでいる。

LOEUの発作型は，焦点意識減損発作（focal impaired awareness seizure：FIAS）が多い。この発作は数分程度のことが多く，けいれんや失神などの激しい症状が生じることは稀で，意識減損・無動凝視・自動症（口をモグモ

グ・手をモゾモゾ）などの症状を呈する。発作が終了した後も，もうろう状態が数分から数時間ほど継続することがあり，特に高齢者は長引く傾向にある。意識障害が改善しないうちに次のFIASが起こると，意識減損状態が長時間・数日にわたり続く。この状態を「非けいれん性てんかん重積（non-convulsive status epilepticus：NCSE）」と呼んでいる（A-11参照）。これらの状態は認知症の症状に似るため，安易な診断で誤診をしないように注意が必要である。認知症の代表格であるAlzheimer病（AD）の記憶障害とLOEUの発作型の代表格であるFIASに伴う記憶障害の鑑別については，第3項で詳述する。

2．一過性てんかん性健忘

　中年以降に発症する内側側頭葉てんかんの特殊型で，健忘を主体とする発作性の病態を「一過性てんかん性健忘（transient epileptic amnesia：TEA）」と呼ぶ[1]。TEAの臨床診断基準は，（1）繰り返し目撃された健忘発作エピソード（TEA発作），（2）発作時の認知機能に記憶以外の異常がない，（3）てんかんの根拠，の3要件をすべて満たすものである。「てんかんの根拠」とは，①脳波（EEG）所見，②他のタイプのてんかん発作の存在，③抗てんかん発作薬（antiseizure medication：ASM）の明瞭な有効性の3つの条件のうち，1つ以上あることである[2]。TEAには特徴的な2つの慢性的な記憶障害が高率に合併することが知られている。1つは「加速的長期健忘（accelerated long-term forgetting：ALF）」であり，もう1つは「自伝的健忘（autobiographical amnesia：AbA）」である[3]。ALFとは忘れ難い体験をその数週から数ヶ月後には忘れてしまう

現象である。AbAとは発病以前の忘れ難いはずの出来事を思い出せない現象である。

TEAの症例には，ALFやAbAが，TEA発作よりも先に認められる特殊なケースがある（この場合のTEA発作は，ALF/AbAの発症後，しばらく経過してから生じる）。その間はTEAの臨床診断基準を満たしていない（そもそもTEAという言葉との整合性が取れない）。しかし，このような症例のほうが，典型的なTEAよりも認知症との鑑別が難しく，誤診されるか，あるいは，近時記憶は障害されていないために「正常」と判断されて見逃される可能性が高い[4]。このような症例を，認知症性疾患と誤診せず，てんかん性病態を見逃さずに，治療可能性を失わないことが重要である。

3．Alzheimer病と高齢初発てんかん（主にFIAS）の類似性と関連性

ADの記憶障害の特徴は，近時記憶障害が目立つことである（初発症状のことが多い）。近時記憶障害の厳密な定義があるわけではないが，おおむね数分から数日で，その出来事（エピソード）を忘れてしまう。これに対し，FIASに伴う記憶障害は，発作前後の記憶の欠落である。発作は1分程度の持続で，症状も軽度である。また，発作後もうろう状態も短ければ，発作があったことに誰も気がつかないことがある（本人も自覚できない）。このような発作が頻発すれば，1日のかなりの部分の記憶が欠落することになるが，その発作が生じたことを誰も認識していないわけである。さらに，FIASにも，TEAほどの高頻度ではないが，ALFやAbAを伴うことがある。これらの理由で，認知症

表1 Alzheimer病と高齢初発てんかんのFIASに伴う記憶障害の鑑別
（筆者作成）

	Alzheimer病（AD）	高齢初発てんかん（FIAS）
年齢	50歳以降に発症率は急増する（65歳未満で発症した場合に若年性ADと呼ばれる）	50歳以降に発症率は急増する（65歳以上で発症した場合に高齢初発と呼ばれる）
即時記憶	保たれる	保たれる
近時記憶	障害される（思い出せない）	保たれる（思い出せる）
発症後の遠隔記憶	障害される（思い出せない）	まだら状に欠落する（発作前後の記憶の欠落）（ALFが生じた場合には，さらにまだら状に欠落する）
発症前の遠隔記憶	思い出せることが多い（進行するに従って思い出せないことが増える）	原則的に保たれる（思い出せる）（AbAが生じた場合にはまだら状に欠落する）

ALF：accelerated long-term forgetting（加速的長期健忘），AbA：autobiographical amnesia（自伝的健忘），FIAS：focal impaired awareness seizure（焦点意識減損発作）

を疑われることになる。ADとFIASによる記憶障害の鑑別を表1に示す。

　進行期のADに，てんかんが合併することは，よく知られている。近年，早期（軽度認知障害の段階，あるいは前臨床期でも）のAD病理（アミロイドβ蛋白やリン酸化タウ蛋白など）が，LOEU（主にFIAS）を引き起こすことが証明されつつある[5,6]。また逆に，神経細胞の異常放電や発作が，認知障害をさらに悪化させるというデータも示されている。てんかん性病態と認知症性病態の双方向的関連性のさらなる解明が期待される。

4．レビー小体型認知症とLOEU（FIAS・TEA）の類似性と関連性

レビー小体型認知症（dementia with Lewy bodies：DLB）

は，様々な症状で初発することが知られている。典型的には注意障害・遂行機能障害・視空間認知障害・幻視・パーキンソニズムで発症するが，他にも意識明晰度の動揺・失神（前失神，卒倒感も含む）・各種の自律神経障害・REM睡眠行動障害（rapid eye movement sleep behavior disorder：RBD）・うつ状態・妄想・実体意識性・錯視・幻聴・幻触・体感幻覚・疼痛・嗅覚障害などでも発症する。これらの症状は，LOEUの症状，特にFIASに伴う症状に類似することがあり，その場合の横断的な鑑別診断は難しい[7]。例えば，①意識障害と意識明晰度低下・注意障害，②てんかんによる意識消失発作と起立性低血圧性失神，③睡眠時自動症・発作後もうろう状態とRBD，④意識変容と実体意識性・錯視・幻覚，⑤NCSEと意識明晰度の動揺などが挙げられよう。

近年，LOEUの原因として，早期ADだけでなく，早期（前駆期・前臨床期）のDLB病理（aシヌクレイン蛋白など）との関連が報告されている[7, 8]。したがって，鑑別診断の際にも，両者の合併の可能性も視野に入れて診ることを忘れてはならない。

5．その他の要点をいくつか

血管性認知症（脳梗塞・脳出血など）に，てんかんが合併することは，古くから知られている。典型的なFIASのときもあれば，焦点起始発作から両側強直間代発作へと進展する場合もある。これらの症例は精神科医であれば，多かれ少なかれ誰でも経験していると思われるので，これ以上の説明は割愛する。

明らかなてんかん発作は認められないにもかかわらず，

神経細胞の異常放電によって（と推測される），年単位の長期にわたり，近時記憶障害や日常生活動作の悪化を主とするADに類似した認知機能障害を起こす症例が報告されている。やや専門的過ぎるので，これ以上は文献の紹介に留める[9, 10]。

てんかんと認知症は，偶然的に合併することもあるが，上記のように必然的に合併する場合もありうると考えるべきである。この場合，ASMと抗認知症薬・抗精神病薬・その他の向精神薬を併用する場合があるであろう。高齢者は様々な身体疾患も合併していて，多種多剤を服用している場合が多い。それぞれの薬の副作用のみでなく，その相互作用にも配慮した薬物選択を意識すべきである。

6．鑑別診断・併存診断の方法

FIAS・NCSE・TEAと認知症性疾患との鑑別には脳波（EEG）が有用だが，非発作時には通常のEEGでは突発性異常波を検出できない場合も多い。何回も繰り返し実施するか，長時間ビデオEEGモニタリング検査（long-term video EEG monitoring：VEEG）が行えると検出率は向上する。EEG/VEEGだけでなく，認知症性疾患のバイオマーカーである各種の検査法，例えば，磁気共鳴画像（MRI）・単一光子断層撮影（single-photon emission computed tomography：脳血流SPECT）・^{123}I-meta-iodobenzylguanidine（MIBG）心筋シンチグラフィー検査・ドーパミントランスポーターSPECT（dopamine transporter：DAT-SPECT）・睡眠ポリグラフ検査（polysomnography）・陽電子放出断層撮影（positron emission tomography：アミロイドPET）・髄液検査なども診断に有用である。

十分な注意を前提に，ASMによる診断的治療によって鑑別に至る場合もある。

DON'Ts

・安易なASM治療をしてはいけない（稀に致死的な副作用を惹起することがある）。

・認知症性疾患の診断をバイオマーカーに頼りきってはいけない（丁寧な問診・視診・触診・神経学的検査が重要である）。

文　献

1 ）鵜飼克行，渡辺雅子：一過性てんかん性健忘．日本てんかん学会編：てんかん学用語事典，診断と治療社，東京，p.146-147，2017.

2 ）Zeman, A.Z.J., Boniface, S.J. and Hodges, J.R. : Transient epileptic amnesia : A description of the clinical and neuropsychological features in 10 cases and a review of the literature. J. Neurol. Neurosurg Psychiatry, 64 ; 435-443, 1998.

3 ）Manes, F., Graham, K.S., Zeman, A. et al. : Autobiographical amnesia and accelerated forgetting in transient epileptic amnesia. J. Neurol. Neurosurg Psychiatry, 76 ; 1387-1391, 2005.

4 ）Ukai, K., Ito, M. and Watanabe, M. : A proposal for a clinical entity : Transient epileptic amnesia complex syndrome（TEACS）. Psychogeriatrics, 21 ; 920-925, 2021.

5 ）Lam, A.D., Deck, G., Goldman, A. et al. : Silent hippocampal seizures and spikes identified by foramen ovale electrodes in Alzheimer's disease. Nature Medicine, 23 ; 678-681, 2017.

6 ）Vossel, K.A., Tartagolia, M.C., Nygaard, H.B. et al. : Epileptic activity in Alzheimer's disease : Causes and clinical relevance. Lancet Neurol., 16 ; 311-322, 2017.

7 ）Ukai, K., Fujishiro, H., Watanabe, M. et al. : Similarity of symptoms between transient epileptic amnesia and Lewy body disease. Psychogeriatrics, 17 ; 120-125, 2017.

8 ）Ukai, K., Ito, M. and Watanabe, M. : Transient epileptic amnesia accompanied by prodromal symptoms of dementia with Lewy bodies : The second case report in the literature. Psychogeriatrics, 19 ; 622-623, 2019.

9 ）Ito, M., Echizenya, N., Nemoto, D. et al. : A case series of epilepsy – derived memory impairment resembling Alzheimer disease.

Alzheimer Dis. Assoc. Disord., 23 ; 406-409, 2009.
10) Ukai, K., Ito, M. and Watanabe, M. : Epileptic cognitive impairment resembling Alzheimer's disease : A new type of treatable neuro-cognitive disorder. Psychogeriatrics, 21 ; 686-688, 2021.

A-5：せん妄

和田　健（広島市立広島市民病院精神科）

Dos
・まずはせん妄の可能性を考えて患者を診る。
・急性の発症，症状の動揺性，夜間に悪化する傾向の有無に着目する。
・全身状態の悪化や，血液データの異常，薬剤の追加などがエピソードに先行していないか確認する。

1．せん妄とは？

　せん妄は見当識障害を伴った注意の障害を中核症状とし，様々な知覚，認知の障害や行動異常，睡眠覚醒リズム障害などを伴う精神症候群であり，急性に発症し，動揺性に経過する。脳神経疾患などの身体疾患や薬剤の影響により急性に脳機能が障害されて発症すると推測されており，「Acute Brian Failure」[1]であるとの提唱もある。高齢の入院患者における発症率は65〜74歳では14％，75歳以上では36％に達するなどと報告されており[1]，非常に頻度が高い。患者自身の苦痛のみならず，転倒・転落や点滴ライン，ドレーンの自己抜去など様々なリスクにつながるが，適切な介入により改善する例が多いため，速やかな対応を要する。

　せん妄の診断には，見当識障害を伴った注意の障害と

様々な認知障害を適切に評価することに加え，せん妄の発症を説明する直接因子，せん妄を誘発ないし遷延させる促進因子の同定が求められる。実際にはDSM-5-TRやICD-10などの診断基準に基づいて診断し，過活動型，低活動型，混合型の3型に分類する。直接因子には脳神経疾患や代謝性疾患，臓器不全など様々な身体疾患が挙げられ，複数が関与している例も珍しくない。促進因子は主には不安や昼夜リズムの乱れにつながる環境的な因子や，身体的苦痛などで，非薬物療法的介入のターゲットである。

2．せん妄として紹介された患者で，てんかんおよびてんかん発作を考慮する

日常臨床でリエゾン精神科医に求められるのは，せん妄を鑑別しててんかんを診断する作業よりも，せん妄として紹介された患者の中で，①せん妄とは異なるてんかん性の症状を呈している例や，②状態像としてはせん妄と診断しうるが急性症候性発作を含むてんかん性病態を有する例を適切に診断できることである。後者の代表として非けいれん性てんかん重積状態（NCSE）が挙げられるが，別項で詳述されているので，本項では割愛する。焦点意識減損発作など意識障害を伴うてんかん発作とせん妄の鑑別については，表1に示した。エピソードの持続はせん妄のほうが長いのが一般的だが，てんかん発作が遷延する例もある。せん妄による意識障害は軽度の場合が多いので，会話が全くできなかったり，反応できなくなったりすることは稀である。

まずはてんかんを既往歴あるいは併存症として有するのかどうかを確認する。有していればてんかんの診断名，見

A　てんかんの鑑別診断を担当する　31

表1　せん妄とてんかん発作の鑑別点（筆者作成）

	せん妄	てんかん発作
エピソード持続時間	時間から日単位	多くは分単位
日内変動	夜間に増悪	一定の傾向なし
会話	できなくはならない	しばしば困難
前駆症状	ない	みられることあり
症状の経過	動揺性	反復性
症状の発現	急性だが，発症時刻の特定は困難	突発で，発症時刻の特定も可能

られている発作型，薬物療法を含む治療歴，治療状況を可能な範囲で把握する。また，てんかん関連の精神症状として，発作後精神病や心因性発作（PNES），発作間欠期の精神病やうつ病などの既往についても確認する。せん妄が疑われる状態であれば本人からの聴取が難しい場合もあるので，できる限り家族などからも情報を得る。また，てんかんの病歴がなくとも，特に高齢者では初発のてんかん発作すなわち急性症候性発作によっても前述の①②が起こりうるので，注意を要する。

　その上でせん妄を念頭に置きながら，患者の現症を評価する。情報収集のためにもいろいろな質問をしながら，患者の反応や態度，発語などを観察して注意障害の有無を評価し，場所，時間，人物についての見当識を確認する。症状の日内変動や夜間の悪化傾向がないかなどを評価するためには，看護記録を読んだり，看護師に直接尋ねたりして確認する。

　前述の①"せん妄とは異なるてんかん性の症状を呈している例"として考慮されるのは，発作後精神病であり，別項（C-3）で詳述されているのでご参照いただきたい。強

直間代発作または焦点意識減損発作後に生じ，症状の持続は比較的短く，1〜2週間程度で改善する。幻覚妄想が前景ではあるが，多彩で激しい気分症状や情動不安定を伴い，暴力的な行動に及ぶ場合もある[2]。軽度の意識混濁を伴っている例もあり，活発な幻覚妄想や情動変化を伴う点がせん妄との類似点になるが，てんかん発作後から意識清明期を経て発症する点が鑑別点になる。先行するてんかん発作が同定されない，わからない場合もありうるが，症状発現前に意識清明な時間帯があったかを看護師など観察者に確認する。PNESもけいれん発作を伴わず多彩な症状を呈しうるので前述の①"せん妄とは異なるてんかん性の症状を呈している例"として挙げられるが，別項（A-3）で詳述されている。

　前述の②"状態像としてはせん妄と診断しうるが急性症候性発作を含むてんかん性病態を有する例"として挙げられるのは，発作後もうろう状態である。強直間代発作や焦点意識減損発作に引き続いて出現し，通常は数分などで収束するか，睡眠に移行する。ただ稀ではあるが，数時間から数日間にわたって持続することもあり，特に高齢者では発作後もうろう状態が遷延化しやすいと報告されている[3]。発作後もうろう状態は症候学的には急性の錯乱状態の中に位置づけられ，せん妄との明確な区別は困難である[3]。てんかん発作あるいは急性症候性発作が先行しているかどうかが鑑別点であり，経過の確認が重要となる。

　またせん妄ではあるが，②に準じる病態として，抗てんかん薬中毒による薬剤性せん妄が挙げられる。内服間違いや過量服薬，薬物相互作用がないかなどを確認した上で，血中濃度を確認する。

3．行うべき検査

可能な限り脳波検査を行うべきである。せん妄による傾眠時の脳波は，通常の睡眠時に見られる生理的波形が出現せず，持続的な背景活動の徐波化が特徴で，α波の徐波化や消失，θ波，δ波の出現まで観察される[4]。ただ徐波化が軽微な場合，従前からの脳神経疾患による徐波化がある場合は，脳波の再検を行い，比較することで事後的にせん妄による背景活動の徐波化と判断できる場合もある。傾眠から興奮などせん妄による臨床症状の変動に伴って，脳波所見が変動することも特徴である。また，せん妄の直接因子となっている疾患によっては特徴的な脳波所見がみられることもあり，例えば肝性脳症によるせん妄時にはしばしば三相波がみられる。アルコール離脱によるせん妄時や，ベンゾジアゼピン受容体作動薬などの鎮静系薬物による離脱せん妄では，背景活動の速波が観察されることが多い。てんかんであれば，突発性の棘波や鋭波，徐波群発（temporal intermittent rhythmic delta activity：TIRDAなど）などのてんかん性異常波が観察されるが，長時間や複数回の記録を行わないと検出できない場合もある。

せん妄の直接因子になりうる身体疾患を鑑別するために，血算や生化学検査などは行っておく。抗てんかん発作薬を使用中の場合は，血中濃度を確認する。

DON'Ts

・発作が確認できない場合もあるので，最初からてんかんの可能性を否定しない。
・高齢者では，発作後もうろう状態が遷延しやすい点を忘れない。

文　　献

1) Maldonado, J.R. : Delirium pathophysiology : An updated hypothesis of the etiology of acute brain failure. Int. J. Geriatr. Psychiatry, 33 ; 1428-1457, 2018.

2) Tarrada, A., Hingray, C., Aron, O. et al. : Postictal psychosis, a cause of secondary affective psychosis : A clinical description study of 77 patients. Epilepsy Behav., 127 ; 108553, 2022.

3) 吉野相英 : てんかん性もうろう状態. 臨床精神医学, 49 ; 395-400, 2020.

4) 高木俊輔, 松浦雅人 : てんかんとせん妄の鑑別. 睡眠医療, 11 ; 573-579, 2017.

A-6 : パラソムニア

高木俊輔（東京科学大学病院医系診療部門脳・神経・精神診療領域精神科）

Dos

・パラソムニアとてんかんの特徴の違いを知っておく。
・できる限り症状のビデオを手に入れて診断する。
・家族にパラソムニアとてんかんの特徴について教示して, 観察点や対応法を明確にしておく。

1．概念

　パラソムニア（睡眠時随伴症）は睡眠時に繰り返し起こる望ましくない行動の総称である[1]。Rapid eye movement（REM）睡眠で出現するかnon-REM（NREM）睡眠で出現するかでREM パラソムニアとNREM パラソムニアに分けられる[2]。

2．NREMパラソムニア

　NREM睡眠からの覚醒に関係していると考えられており,

「覚醒障害」とも呼ばれる。錯乱性覚醒，睡眠時遊行症，睡眠時驚愕症があるが，これらは以下の共通した特徴がみられる。①症状は徐波睡眠が出現しやすい夜間の前半1/3で症状が出ることが多い。症状出現中は覚醒させることは困難で声をかけても行動を続けることが多く，翌日には本人は行動を覚えていないことが多い。②発症は小児期であることが多く，思春期までに寛解し，成人発症は稀である。ただし，成人での再燃は時にみられる印象がある。③成人での発症や再燃では心理社会的ストレスや環境変化が大きく関与していることが多い。また，慣れた睡眠環境以外では症状が出現しにくいため，入院下で行う睡眠時ポリグラフでは捉えることが難しい場合が多い[3]。

1）錯乱性覚醒

睡眠から覚醒するときに数秒間から数分程度意識が不明瞭な状態が出現する。睡眠酩酊と呼ばれることもある。見当識が失われて動作は緩慢となり，話しかけても応答は著しく鈍い。無理に目覚めさせようとすると暴れることがあるため，注意が必要である。様子をみていると結局覚醒に至らず再入眠することも多い。外的な刺激による覚醒でも自発的な覚醒でも出現し，徐波睡眠時に音などで覚醒させると症状を誘発できることがある。

2）睡眠時遊行症

睡眠中に歩き回るなどの複雑な行動を認め，単に起き上がるだけではなく階段を昇り降りしたり他の部屋に行って水を飲んだりするなど，目的を有するかのような行動をとることがある。症状の持続時間は数分から数十分で，終了は自然に覚醒する場合やその場で再入眠したり自分でベッドに戻って再入眠したりする場合もあり，様々である。一

般に症状出現中は周囲からの働きかけに正常な反応をすることはできず，覚醒させることは困難である。また，やはり無理に覚醒させようとすると暴力的となることがある。促しに従うなど外部とも一定のコミュニケーションが可能な例がある。症状は徐波睡眠期に起こり，症状出現中も脳波上徐波が継続して出現している。症状出現は頻繁ではないことが多い。時に転落事故を起こしたり，危険な行動に出る場合がある。そのため，家族には寝室を安全な環境にするように指導する。ストレスや睡眠不足，飲酒，薬剤等で誘発されたり増悪することがある。

3）睡眠時驚愕症（夜驚）

悲鳴や叫び声をあげて急激に睡眠から覚醒する。強い恐怖感を伴っていると考えられ，頻脈，呼吸促迫，散瞳，発汗などがあり，逃げ出そうとするような行動も伴う。覚醒後の症状の想起は困難であるが，時に断片的な夢の報告がある場合がある。症状出現後はすぐに再入眠し，無理に覚醒させようとすると錯乱，失見当識状態となる。持続時間は数分である。

3．REMパラソムニア

REMパラソムニアでは，REM睡眠行動障害（REM sleep behavior disorder：RBD）が挙げられる。

REM睡眠中に，夢内容と一致した異常行動（寝言，四肢の動きなど）が出現する。寝言は罵声など不機嫌な内容が多く，症状出現中も立ち上がることはほとんどなく臥床のまま手足を振り回すような行動に出る。そのため，ベッドパートナーや自身が怪我をすることがある。REM睡眠が多く出現する睡眠後半や朝方に症状が出現することが多

い。症状出現中に刺激を与えると容易に覚醒させることができ，覚醒時に夢内容を想起できる。睡眠時ポリグラフでは，REM sleep without atonia（RWA）がみられる。これは通常REM睡眠期で強く働いている筋活動の抑制が障害され，REM睡眠中に筋電図上筋活動が観察される現象である。異常行動自体がポリグラフで捉えられなくても，RWAを同定することで診断が可能である。

　RBDは50〜60歳での発症が多く，多系統萎縮症，レビー小体型認知症，パーキンソン病（PD）などの神経変性疾患との強い関連が指摘されている。RBDの診断後平均3.7年（RBD発症後平均12.7年）で38％の症例がPDを発症し[4]，さらに16年追跡すると81％が認知症あるいはPDを発症したとする報告[5]などがある。また，RBDはレビー小体型認知症の診断基準でも中核的特徴の1つに挙げられている。

4．睡眠中のてんかんとの鑑別

　睡眠中にてんかん発作を起こすてんかん症候群は多く[6]，睡眠関連てんかんという呼称もある[1]が，パラソムニアとの鑑別に関して問題になるのは主に夜間前頭葉てんかん（nocturnal frontal lobe epilepsy：NFLE）と考えられる。NFLEは多くは小児期に発症するが，突然叫び声をあげる，目を突然見開く，複雑な激しい行動や徘徊が出現する，などのパラソムニア類似の症状が夜間に出現する。かつてはパラソムニアとされたり，夜間発作性ジストニアや夜間発作性覚醒などと呼ばれた。その中で家族集積性を示す群が同定され，最終的に神経ニコチン酸アセチルコリン受容体α4（CHRNA4）をはじめとした数種類の遺伝子変異が同定されて常染色体優性遺伝であることが示され[7]，常染色体優性

表1　パラソムニアと夜間前頭葉てんかんの特徴

疾患	錯乱性覚醒	睡眠時遊行症	睡眠時驚愕症	REM睡眠行動異常	夜間前頭葉てんかん
年齢	小児期	小児期	小児期	50歳以上	小児期から思春期
睡眠ステージ	N3	N3	N3	REM	N1-2/(N1-2)
発生時間	睡眠前半1/3	睡眠前半1/3	睡眠前半1/3	睡眠後半	様々
症状の長さ	30秒〜1分	数分〜30分	30秒〜10分	数秒〜数分	数秒〜数分
一晩のエピソード	一度	一度	一度	一度〜二度	様々
性別	不明	不明	不明	不明	特になし
夢	+	+	+	+++	−
強制覚醒	困難	困難	困難	容易	様々
想起	困難	困難	困難	夢内容	様々
臨床的特徴	もうろうとして認知機能が低下する	もうろうとして認知機能が低下し、歩行する	不完全な覚醒と強い恐怖感の現れ	夢内容の行動化	様々な運動症状で時に大きく合目的的にみえる

夜間前頭葉てんかん（autosomal dominant nocturnal frontal lobe epilepsy：ADNFLE）としてまとめられた。ADNFLEはNFLEの中核群と考えることができる。一般的に前頭葉てんかんは発作症状が複雑で大きな運動を伴うため症状のみからてんかん発作と同定するのは容易ではなく，また体動のアーチファクトで発作時の脳波が隠されるため発作時のてんかん性異常波も捉えにくい。さらには前頭葉底面や内側深部に発作焦点がある場合，頭皮上脳波でてんかん性異常波を捉えるのはいっそう困難である。発作は複雑で発

作の進展によってバリエーションがあるものの始まり方は同じであり，診断としては数個の発作時のビデオを動作を同期させて再生し，同じ発作開始であることを確認する必要がある。

表1にパラソムニアとNFLEの特徴についてまとめた。

DON'Ts

・パラソムニアの特徴を持つ場合は，正常異常の境界域の脳波の出現でてんかんと即断しない。
・危険性がなければ，無理な治療はしない。

文　献

1) American Academy of Sleep Medicine : International Classification of Sleep Disorders, 3rd ed. Darien, I.L. : American Academy of Sleep Medicine, 2014.

2) Takagi, S. : Sleep and epilepsy. Sleep Biol. Rhythms, 15 ; 189–196, 2017.

3) Schenck, C.H., Milner, D.M., Hurwitz, T.D. et al. : A polysomnographic and clinical report on sleep–related injury in 100 adult patients. Am. J. Psychiatry, 146 ; 1166–1173, 1989.

4) Schenck, C.H., Bundlie, S.R. and Mahowald, M.W. : Delayed emergence of a parkinsonian disorder in 38% of 29 older men initially diagnosed with idiopathic rapid eye movement sleep behaviour disorder. Neurology, 6 ; 388–393, 1996.

5) Schenck, C.H., Boeve, B.F. and Mahowald, M.W. : Delayed emergence of a parkinsonian disorder or dementia in 81% of older men initially diagnosed with idiopathic rapid eye movement sleep behavior disorder : A 16–year update on a previously reported series. Sleep Med., 14 ; 744–748, 2013.

6) Herman, S.T., Walczak, T.S. and Bazil, C.W. : Distribution of partial seizures during the sleep–wake cycle : Differences by seizure onset site. Neurology, 56 ; 1453–1459, 2001.

7) Scheffer, I.E., Bhatia, K.P., Lopes–Cendes, I. et al. : Autosomal dominant frontal epilepsy misdiagnosed as sleep disorder. Lancet, 343 ; 515–517, 1994.

A-7：発作性運動誘発性ジスキネジア（PKD）

堀之内　徹（北海道大学病院精神科神経科）

> **Dos**
>
> ・発作性運動誘発性ジスキネジアという病態があり，てんかんと区別されることを知っておく。
> ・運動の開始が発作症状を誘発することを問診で確認する。
> ・カルバマゼピンを始めとした抗てんかん発作薬が有効であるため，必要に応じて使用する。

1．発作性運動誘発性ジスキネジア

発作性運動誘発性ジスキネジア（paroxysmal kinesigenic dyskinesia：PKD）／発作性運動誘発性舞踏アテトーゼ（paroxysmal kinesigenic choreoathetosis：PKC）は，運動開始時を主として不随意運動が発作性に出現する神経疾患である。患者の大半はアジア系民族であり[1]，有病率は10～15万人に1人程度，男性は女性よりも原発性PKDを発症しやすい[2]。7～15歳で発症することが多く[3]，20歳以上で発症するのは1％程度である[4]。

2．症状

急に立ち上がる，青信号になったので歩き始める，車から降りるといった運動開始をトリガーとして出現することが多い。不随意運動の種類は，片側または両側のジストニア，アテトーゼ，舞踏運動，バリズムなどが組み合わさっている。人によって様々な症状を呈するが，70％は顔面のけいれん・硬直・構音障害を伴う[4,5]。持続時間は98％以上の患者で1分未満と短い[2,4]。発作の頻度は個人差が大

きく，年間数回から 1 日 100 回以上と大きく異なる[4, 5]。発作頻度は思春期にピークを迎え 20 歳以降に減少する。

3．遺伝子異常

長らく病因は不明であったが，2011 年 16 番染色体短腕に位置する PRRT 2 遺伝子の異常が初めて同定され，その後も複数の遺伝子異常が発見されている[6, 7]。常染色体顕性遺伝の形式を取るため家族歴があることが珍しくないが，PRRT 2 変異について浸透率は 75 ％程度であるため遺伝子異常を有していても無症状の人もいる。一次性 PKD は何らかの遺伝子異常があることが想定されるが，二次性 PKD として，多発性硬化症などの脱髄疾患，脳血管障害，外傷性脳損傷，副甲状腺機能低下症などによる基底核石灰化などに続発する群があることも知られている。また PRRT 2 変異は他の神経疾患との関連も深く，例えば発作性非運動誘発性ジスキネジア（paroxysmal non-kinesigenic dyskinesia：PNKD），発作性労作誘発性ジスキネジア（paroxysmal exercise induced dyskinesia：PED），片麻痺性片頭痛，乳児けいれん・発作性舞踏アテトーゼ（infantile convulsions with choreoathetosis：ICCA），自然終息性家族性乳児てんかん（self-limited familial infantile epilepsy：SLFIE）が発症しうることが知られている[8]。

なお 2024 年 4 月現在，日本でも PRRT 2 遺伝子の変異については検査依頼可能な業者をみつけることができる。

4．診断基準と鑑別診断

表 1 に一次性 PKD の臨床的診断基準を示す。中核的には，運動によって誘発されること，運動症状は様々である

表1　一次性PKDの臨床診断基準（文献[9]より改変・引用）

中核症状：
1．運動によって誘発される
2．発作症状はジストニア，舞踏運動，バリズム，またはそれら
　　の組み合わせとして現れる
3．発作中の意識障害はない

支持的証拠：
1．前兆の存在
2．発作時間が1分未満
3．腿上げ運動で発作が誘発される
4．低用量の電位依存性Naチャネル阻害薬（特にcarbamazepine,
　　oxcarbazepine）によく反応する

除外診断：
1．脳血管障害
2．脱髄疾患（特に多発性硬化症）
3．代謝障害
　　a．甲状腺機能亢進症
　　b．カルシウム-リン酸代謝異常症，原発性家族性脳石灰化
　　c．ブドウ糖代謝障害
　　d．核黄疸
4．脳外傷
5．精神障害

別の診断を示唆する所見：
1．発作の持続時間が1分以上
2．発症年齢が20歳以上
3．脳CT/MRI検査での異常，または他の神経学的／全身的問題
　　の存在
4．抗てんかん発作薬に反応しない
5．発作間欠期に何らかの検査異常がある

こと，意識障害を伴わないことが述べられている[9]。

　鑑別診断として，てんかんが挙げられる。てんかんがPKD
に類似する点としては，発作性の出現様式，毎回同じよう
な動きであること，前兆の存在，持続時間が1分未満と短
い，Naチャネル阻害薬が有効，などがある。一方で，発
作時の脳波異常，発作間欠期の脳波異常，脳CT/MRIでの
異常はてんかんで出現する可能性があるものの，これらは

PKDでは正常である。また，PKDでは動作開始が明確なトリガーになる点が異なる。有病率はPKDが約15万人に1人，てんかんが約100人に1人と大幅に異なるが，てんかん患者を1,500人診れば1人PKDが混ざっていてもおかしくない計算になる。てんかんの誤診率は20%程度とされるが，PKDをてんかんと誤診した場合は社会的不利益が大きくなる可能性がある。

別の鑑別疾患であるPNKDは，小児期に発症する不随意運動であり，お茶・コーヒー・ストレス・疲労などの非運動誘発因子によって引き起こされる。症状は片側もしくは両側のジストニアと舞踏運動であり，前兆を伴うこともあるが，これらで鑑別することは難しい。持続時間が10分から1時間程度と長い点は鑑別点となりうる[9]。

他にはPEDがある。日本語ではPKDと字面もよく似ているが，PEDは5〜30分など運動の継続によって誘発される点が異なる。また持続時間は5〜45分という点も異なっている。

そして，心因性非てんかん性発作（psychogenic non-epileptic seizure：PNES）・変換症との鑑別も重要である。どちらも発作性の出現様式であり，脳波や脳画像検査で異常を示さないという点は共通している。ただし，PNESでは症状がその時々で異なりばらつきがあること，ストレスによって誘発されること，持続時間が長い傾向にあることなどが鑑別点となる。

5．合併症

日本で行われた大規模なアンケート研究では[10]，PKD患者のうち35%が何らかの合併症を呈すとされる。内訳は，

乳児けいれん30％，てんかん15％，精神遅滞4％，気分障害，頭痛などである。合併するてんかんの種類は，全身性強直性けいれん，小児てんかん，良性後頭葉てんかん，局在関連てんかんと雑多な記述であり，特定のものを示すわけではない。ただ，てんかんは鑑別が必要になるだけではなく，合併しうる病態であるということは強調しておきたい。

6．治療

　PKDは自然寛解が起こりうる良性疾患であるため，患者の年齢，発作の頻度と程度，発作が患者の生活に与える心理的影響などを考慮した上で薬物療法の適否を検討する。発作が高頻度で，発作症状によって転倒する場合などは治療の対象になりうる。抗てんかん発作薬，特にカルバマゼピン（CBZ）やoxcarbazepine（OXC）が使用されることが多い。低用量でも有効性は高く，CBZ・OXCによって97％の患者が完全寛解・部分寛解を示す[4]。CBZ・OXCが無効・副作用が出る場合は，ラモトリギン，トピラマート，フェニトイン，などが第二選択薬として推奨されている[4]。なお，診断的治療として抗てんかん発作薬を使用し，それで症状が改善した場合，てんかんと誤診する可能性がある。これを避けるためにも診断的治療は推奨されない。

DON'Ts

・発作性運動誘発性ジスキネジアを，てんかんや他の神経疾患と誤診してはいけない。
・診断をつける前に診断的治療をしてはいけない。

文　献

1) Ebrahimi-Fakhari, D., Moufawad, E.l., Achkar, C. et al. : PRRT 2 – associated paroxysmal movement disorders. In : (eds.), Adam, M.P., Ardinger, H.H., Pagon, R.A. et al. GeneReviews. University of Washington, Seattle, 1993.

2) Bruno, M.K., Hallett, M., Gwinn-Hardy, K. et al. : Clinical evaluation of idiopathic paroxysmal kinesigenic dyskinesia : New diagnostic criteria. Neurology, 63 ; 2280–2287, 2004.

3) Ebrahimi–Fakhari, D., Saffari, A., Westenberger, A. et al. : The evolving spectrum of PRRT2–associated paroxysmal diseases. Brain, 138 (Pt.12) ; 3476–3495, 2015.

4) Huang, X.J., Wang, S.G., Guo, X.N. et al. : The phenotypic and genetic spectrum of paroxysmal kinesigenic dyskinesia in China. Mov. Disord., 35 ; 1428–1437, 2020.

5) Huang, X.J., Wang, T., Wang, J.L. et al. : Paroxysmal kinesigenic dyskinesia : Clinical and genetic analyses of 110 patients. Neurology, 85 ; 1546–1553, 2015.

6) Chen, W.J., Lin, Y., Xiong, Z.Q. et al. : Exome sequencing identifies truncating mutations in PRRT2 that cause paroxysmal kinesigenic dyskinesia. Nat. Genet., 43 ; 1252–1255, 2011.

7) Li, H.F., Chen, Y.L., Zhuang, L. et al. : TMEM151A variants cause paroxysmal kinesigenic dyskinesia. Cell Discov., 7 ; 83, 2021.

8) Xu, J.J., Li, H.F. and Wu, Z.Y. : Paroxysmal kinesigenic dyskinesia : Genetics and pathophysiological mechanisms. Neurosci. Bull., 2023. (Epub ahead of print)

9) Cao, L., Huang, X., Wang, N. et al. : Recommendations for the diagnosis and treatment of paroxysmal kinesigenic dyskinesia : An expert consensus in China. Transl. Neurodegener., 10 ; 7, 2021.

10) 黒滝直弘, 吉浦孝一郎, 斎藤加代子ほか：厚生労働科学研究費補助金（難治性疾患政策研究事業）総括研究報告書「発作性運動誘発性舞踏アテトーゼ（PKD）の重症度評価及びQOLに関する研究」, 2015年5月

A-8：急性症候性発作と自己免疫性脳炎

中神由香子（京都大学精神科）

Dos

・発作を起こした患者と遭遇したときに，急性症候性発作である可能性を考慮して診察・聴取・検査を行う。

・急性症候性発作の原因となる疾患・病態に応じた対応を行う。

・記憶障害や精神症状について聴取し自己免疫性脳炎の可能性を考え，必要時には早急に免疫療法を行う。

1．急性症候性発作

急性症候性発作とは，急性全身性疾患，急性代謝性疾患，急性中毒性疾患，急性中枢神経性疾患と時間的に密接して起こる発作と定義されている。具体的には表1に示すような様々な原因があるが[1]，66歳以上では脳血管障害が多く，15歳未満では脳炎と頭部外傷が多いなど，年齢による違いがある[3]。

急性症候性発作の30日以内の死亡率はてんかん発作の約9倍とされ[2]，急性症候性発作の原因疾患へ早期に対応することが予後改善の上でも重要となる。そのため，発作を起こした人を診察する際に，安易に，てんかんによる発作だろうと考えるのではなく，急性症候性発作の可能性を考えることがまず重要である。

2．急性症候性発作を念頭に入れた診察

急性症候性発作の原因は多岐にわたるため，多くの情報を収集することが重要になる[1]が，特に，精神症状がある

A　てんかんの鑑別診断を担当する　47

表1　主な急性症候性発作（文献[1]より引用・筆者改変）

脳血管障害	脳血管障害から7日以内に起こる発作
中枢神経系感染症	中枢神経系感染症の活動期に起こる発作
急性自己免疫性脳炎	自己免疫性脳炎の活動期に起こる発作※
頭部外傷	頭部外傷から7日以内に起こる発作
代謝性・全身性疾患	電解質異常，低血糖，非ケトン性高血糖，尿毒症，低酸素脳症，肝性脳症，高血圧性脳症，子癇，posterior reversible encephalopathy syndrome（PRES），全身性エリテマトーデス（SLE），ミトコンドリア脳症など全身性疾患に関連して起こる発作
中毒	麻薬（コカインなど），処方薬（アミノフィリン，イミプラミンなど），危険ドラッグ，薬剤過剰摂取，環境からの曝露（一酸化炭素，鉛，樟脳，有機リンなど），アルコール（急性アルコール中毒など）に曝露している間に起こる発作
離脱	アルコールや薬剤（バルビツレート，ベンゾジアゼピンなど）の依存があり，中止後，1〜3日以内に起こる発作
頭蓋内手術後	頭蓋内脳外科手術の直後に起こる発作
脱髄性疾患	急性散在性脳脊髄炎，多発性硬化症の急性期に起こる発作
放射線治療後	被曝後24時間以内に起こる発作
重複要因	同時に起きたいくつかの状況と関連した発作

※元文献ではCQ16-6（抗NMDA受容体抗体脳炎の診断と治療はどうするか）への参照が示されており，筆者改変

ケースに対しては，時に精神症状が目立つ単純ヘルペス脳炎や抗NMDA受容体脳炎をはじめとした，感染性／自己免疫性脳炎に注意されたい。また，精神科通院歴のあるケースでは，ベンゾジアゼピンなどの内服薬やアルコールの確認も忘れてはいけない。診察の流れとしては，まず，発熱を含むバイタルサインの確認・意識レベルの確認が優先される。必要があれば呼吸・循環の管理や，てんかん重積へ

の対応を行う。発熱があれば感染を含む炎症性疾患，高度の高血圧があれば高血圧性脳症，子癇，posterior reversible encephalopathy syndrome（PRES）などを考慮する。

次に病歴などを確認する。発作状況に加えて，内服歴・既往歴・外傷歴・頭部手術歴・アルコール飲酒歴・妊娠の有無・類似の発作歴などの聴取も欠かしてはならない。内服に関しては，テオフィリン製剤などによる誘発の可能性だけでなく，ベンゾジアゼピンなどの離脱の可能性も考慮する。加えて，感染やワクチンに伴う急性散在性脳脊髄炎の可能性を考慮し，先行するワクチン接種や感染の有無，風邪症状や発熱・頭痛・吐き気等の症状を確認することも必要である。後述するが，自己免疫性脳炎の診断に関わるので，3ヶ月以内に進行する記憶障害，精神状態の変化，または精神症状の有無の確認も実施する。

ベッドサイドではほかに，外傷の有無や心音の確認を含む一般身体診察，そして，神経学的診察（髄膜刺激徴候の確認，不随意運動や麻痺，神経学的局所徴候の確認を含む）を行う。

検査も多岐にわたる。一般採血では，電解質異常（低ナトリウム血症，低カルシウム血症）や血糖値異常（低血糖・高血糖），腎機能や肝機能の確認を実施する。心原性失神によるけいれん性発作を忘れてはいけないので，心電図も必要となる。急性症候性発作の原因となる脳血管障害や脳腫瘍などの疾患の確認のためには，MRIの撮影が必要となる。脳脊髄液検査も必要に応じて実施することが望ましい。

3．自己免疫性脳炎による急性症候性発作およびてんかん

急性症候性発作の原因の一つとして，自己免疫性脳炎が

ある。自己免疫性脳炎は，自己免疫学的機序が関与する脳炎の総称である。てんかんとの関連は深く，急性症候性発作の原因になるだけでなく，てんかんの原因ともなる。それゆえ，免疫に関する国際抗てんかん連盟（ILAE）のタスクフォースは，「自己免疫性脳炎に二次的な急性症候性発作」と「自己免疫関連てんかん」を区別することを提案した[4]。前者「自己免疫性脳炎に二次的な急性症候性発作」は，抗体介在性発作原性によるものと考えられ，免疫療法と合わせて抗てんかん発作薬治療を行うことで，最終的には，抗てんかん発作薬は中止できる可能性があると考えられている。一方で後者「自己免疫関連てんかん」は，慢性疾患としてのてんかんの一部でもあり，急性自己免疫脳炎後に遷延するてんかんやRasmussen脳炎等が含まれる。予後として，薬物抵抗性の焦点性てんかんとなることが多い（表2）。このように，背景病態も予後も異なることから，自己免疫性脳炎による急性症候性発作と，自己免疫関連てんかんの2つを混同することなく，診立てることが重要である。

4．抗神経抗体と急性症候性発作

　自己免疫性脳炎の診断において，抗神経抗体の存在は鍵となるが，年々，新たな抗神経抗体が報告されている。抗体は，細胞表面抗原に対する抗体と細胞内抗原に対する抗体とに大きく分類される。細胞表面蛋白を抗原とする抗体による脳炎では，急性症候性発作が多く，慢性疾患としてのてんかんに移行するケースは少ないとされる（表2）。

　実際，細胞表面蛋白に対する抗体が関与する自己免疫性脳炎の患者153人（LGI 1 53人，NMDAR 75人，GABABR

表2 自己免疫性脳炎による急性症候性発作と自己免疫関連てんかん
（文献[4]から抜粋・翻訳・一部改変）

	自己免疫性脳炎による急性症候性発作	自己免疫関連てんかん
背景となる抗体や病態	・細胞表面抗原に対する抗体（NMDAR，LGI 1，CASPR 2，GABABR，GABAAR，mGluR 5，DPPX，AMPAR） ・細胞内抗原に対する抗体（腫瘍／神経共通抗原認識，GAD65）	・急性自己免疫性脳炎後に遷延するてんかん ・細胞内抗原に対する抗体（腫瘍／神経共通抗原認識，GAD65） ・Rasmussen脳炎
病態仮説	抗体介在による，発作原性	脳炎後の構造変化かつ／もしくは持続するT細胞介在炎症による，てんかん原性
治療	免疫療法 抗てんかん発作薬（単独では通常効果なし）	抗てんかん発作薬（通常効果なし） てんかん手術（通常効果不十分） 免疫療法（通常効果不良）
予後	通常，脳炎の寛解によって発作は終息する 抗てんかん発作薬は中止できる可能性あり 認知機能低下が続く可能性あり	薬剤抵抗性の焦点性てんかんが一般的 認知機能低下が続く可能性あり

25人）のうち，72％（110人）が発作を経験したものの，そのうち89％の発作は消失している。また，53％以上は免疫療法の直後に発作は消失したとされる。脳炎がおさまった後にてんかんを発症したのは，生存した86人の患者のうち，わずか1人だけであった[5]。このように，発作の予後を推測する上でも原因となる抗神経抗体を同定することは重要である。

しかしながら，2024年5月現在，本邦において抗神経抗

体に関する検査は保険適用されていない。糖尿病と診断を受けている場合の抗GAD抗体やRasmussen脳炎等に対する抗グルタミン酸レセプター抗体といった一部の検査のみが保険適用されているにすぎない。感染性脳炎・髄膜炎に関しては，FilmArray髄膜炎・脳炎パネルによる14病原体（ウイルス・細菌・真菌）の核酸検出が2022年9月に保険適用されているが（小児科，神経内科，脳神経外科または救急科の常勤医配属が必要），自己免疫性脳炎に関しても，保険適用下で，同時に多種の抗体評価が可能となる日が早く来ることが望まれる。

5．臨床現場での自己免疫性脳炎の診断

　予後を推測するためにも抗神経抗体を確定することが重要であると述べたが，抗体に関する検査結果を得られるまでには時間がかかる。また，既存の抗体は陰性でも，未知の抗体によって病態が出現している可能性も完全に否定できない。

　こうした背景と自己免疫性脳炎の後遺症を低減するためにも早期の治療が重要であることを踏まえ，実臨床では，2016年に提唱されたGrausの基準が有用とされる[6]。これは，免疫療法を早めに実施できることを一つの目的に，自己免疫性脳炎の可能性をpossible，probable，definiteの3段階に分けるものである。Possible自己免疫性脳炎を表3に示したが，「既往歴で説明できないSeizures」は2のいずれかの一項目に含まれている。それゆえ，既往歴で説明できない発作を認めた患者を前にしたときには，3ヶ月以内に急速に進行する作業記憶（短時記憶）障害，精神状態の変化，または精神症状を確認することが重要となる。も

表3 Possible自己免疫性脳炎の診断基準

診断は，次の3つの基準すべてを満たしたときに行われる

1. 亜急性発症の（3ヶ月以内に急速に進行する），ワーキングメモリーの障害（短時記憶障害），精神状態の変化[*]，もしくは，精神症状
2. 少なくとも次のうちの1つがある
   - 新しく認められた中枢神経巣症状
   - 既往歴では説明できないSeizures
   - 髄液細胞増加（白血球数＞5/$\mu\ell$）
   - 脳炎を示唆するMRIの所見[**]
3. 他疾患の除外

[*]意識レベルの低下や変容，嗜眠，人格変化を含む
[**]片側，あるいは，両側の側頭葉内側に限局するT2/FLAIR高信号，あるいは，脱髄や炎症に合致する大脳皮質，白質，あるいは両者の多巣性病巣

し，これらの存在が確認でき，他疾患が除外できる場合，possible 自己免疫性脳炎と診断可能となり，早期の免疫療法が考慮される。

DON'Ts

- 発作を前に，安易に，てんかんだろうと考えてはいけない。
- 自己免疫性脳炎が疑われる場合に，抗神経抗体の結果を待ってから治療してはいけない。

文　献

1）日本神経学会「てんかん診療ガイドライン」作成委員会：てんかん診療ガイドライン．医学書院，東京，p.153-161, 2018.
2）Hesdorffer, D.C., Benn, E.K., Cascino, G.D. et al.: Is a first acute symptomatic seizure epilepsy? Mortality and risk for recurrent seizure. Epilepsia, 50 ; 1102-1108, 2009.
3）Annegers, J.F., Hauser, W.A., Lee, J.R. et al.: Incidence of acute symptomatic seizures in Rochester, Minnesota, 1935-1984. Epilepsia, 36 ; 327-333, 1995.
4）Steriade, C., Britton, J., Dale, R.C. et al.: Acute symptomatic seizures secondary to autoimmune encephalitis and autoimmune-associated

epilepsy : Conceptual definitions. Epilepsia, 61 ; 1341-1351, 2020.
5) de Bruijn, M., van Sonderen, A., van Coevorden-Hameete, M.H. et al. : Evaluation of seizure treatment in anti-LGI1, anti-NMDAR, and anti-GABA(B)R encephalitis. Neurology, 92 ; e2185-e2196, 2019.
6) Graus, F., Titulaer, M.J., Balu, R. et al. : A clinical approach to diagnosis of autoimmune encephalitis. Lancet Neurology, 15 ; 391-404, 2016.

【精神症状類似のてんかん】

A-9：発作性恐怖

本岡大道（久留米大学精神科）

Dos

・恐怖もてんかん発作になりうることを理解する。
・発作性恐怖を起こす代表的なてんかんの特徴を習得する。

1．発作性恐怖とは

Jackson, J.H. は，てんかん発作が時に「発作性恐怖（ictal fear）」としての「恐怖」そのものであると指摘している。この関連は以前から知られているが，恐怖の首座である扁桃体にてんかん発作波が波及することによって，発作性恐怖が出現する。

2．発作性恐怖の発作型分類およびてんかん分類

てんかん＝けいれんというイメージがあるが，てんかん発作は神経細胞の異常活動によって起こるため，その発生場所によって様々な症状が起こりうる。例えば，後頭葉起源であれば視覚発作としての幻視が，外側側頭葉起源であれば聴覚発作として幻聴が起こってくる。

発作性恐怖は情動発作の一つであり，具体的には『誰か

に襲いかかられそうな恐怖』として感じられ，『背後に誰かいる』とする実体的意識性として起こる場合もある。また，激しい恐怖感はいわゆるパニック発作の様相を呈することもある（ictal panic）。いずれも発作型分類では，この種の発作は焦点意識保持発作（focal aware seizure：FAS）であり，患者は発作症状について自ら伝えることができる。てんかん分類では焦点てんかんに該当するが，中でも扁桃体が発作焦点となる海馬硬化を持つ内側側頭葉てんかん（mesial temporal lobe epilepsy with hippocampal sclerosis：MTLE）の典型的な発作症状である[1]。このてんかんでは，通常，無動凝視，口部自動症，身振り自動症を伴う焦点意識減損発作（focal impaired awareness seizure：FIAS）を伴うことが多いため，脳波，画像検査所見も含めて検討すれば，てんかんの診断自体はそれほど難しくない。

3．発作性恐怖と鑑別診断

しかし，上記した発作性恐怖の強度が増したictal panicが唯一の発作症状の場合，診断の難易度が上がり，一般的なパニック障害（panic disorder：PD）のパニック発作として誤診されやすい。正しい診断のためには，詳細な病歴聴取が最も重要であり，以下について留意する[2]。特に，MTLEの典型的な発作症状に注目する必要がある。

○発作持続時間…発作性恐怖（ictal panic）の場合，30秒程度と短いが，パニック発作の場合，5〜20分，時には数時間持続することもある。

○発作強度…パニック発作の場合，『死ぬかもしれない』と思うほどの差し迫った恐怖に苛まれる。

○発作時の反応…ictal panicからFIASに進展した場合，

周囲に対して反応できなくなり，発作時の出来事が想
起できない。

○随伴症状…ictal panicでは自律神経症状として流涎を
認めることがある。また，ictal panicは既視感，未視
感，離人感などのFASを伴うことがあるが，これらは
PDでも同様の症状を認めることがあるため，鑑別は難
しい。

○MTLEの典型的な発作症状…会話中，急に黙り込み凝
視して動かなくなる（無動凝視），口をくちゃくちゃ
する（口部自動症），一方の手が固まり，対側の上肢
を動かす（身振り自動症）など。これらはFIASであ
るため，本人は覚えていない。そのため，必ず発作を
直接観察した者から聴取することが重要になる（伝聞
の情報はしばしば役に立たない）。上腹部のあたりに
下から上がってくる感覚（上腹部発作）はMTLEで特
徴的なFASであり，この有無について確認することは
大事である。強直間代発作があれば，てんかんの可能
性はぐっと近づくが，心因性非てんかん発作やけいれ
ん性失神などがあり，これらの非てんかん発作が疑わ
れる場合，慎重に判別する。

病歴聴取では弁膜症，狭心症，心筋梗塞，肺梗塞，甲状腺
機能亢進症および副甲状腺機能低下症などの身体疾患の症
状が不安として表出されることもある。そのため，病歴，
理学所見，生化学検査等を施行し，身体疾患の合併を念頭
に置いて検討することは重要である。

病歴聴取の結果，てんかんが疑われた場合，脳波および
画像検査を行う。

○脳波…発作間欠期に一側の側頭前部〜側頭中部にかけ

て棘波や棘徐波複合が記録されることがある。発作時脳波が捕捉されても発作性恐怖あるいはictal panicは発作放電が限局されるため，明確な発作性てんかん発射は記録できないことが多い。

○頭部MRI…MTLEの特徴である海馬や扁桃体萎縮，高信号域など海馬硬化像が認められる。

4．発作性恐怖の治療

発作性恐怖と診断された後は，通常の焦点てんかんの治療を行う。

5．発作性恐怖〜番外編〜

てんかんとPDは，ともに扁桃体が責任領域であることから，両者の合併例は多く，実際，てんかん患者のPDの12ヶ月有病率は5.6％で，非てんかんの2％と比較し3倍ほど高い[3]。また発作後から72時間以内に認める発作後のパニック発作もあり，難治性てんかんの10％で起こるとの報告がある[4]。さらに，てんかん発作の予測不能性が心理的な不安を引き起こすことがあり，一種の恐怖症の形をとることがある[5]。これは「怖い発作」ではなく，「発作が怖い」，いわゆる発作への恐怖（fear of seizure）と呼ばれる。

典型例を示す。30代，女性。強直間代発作で発症した症例。発作抑制良好で経過していたが，ある日，マイカーが当て逃げされるエピソードがあった。本人は被害者であったが，もしかしたら気づかない間に発作を起こし，事故を起こしたのかもしれない…と不安になり，流涙，動悸を伴い，仕事も手につかない状態となった。Fear of seizureと判断し，不安障害の一般的な治療として，SSRIを投与し，

A　てんかんの鑑別診断を担当する　57

丁寧に疾病教育を行った。結果，不安はピーク時の3割程度に減少し，復職することができた。

> **DON'Ts**
>
> ・症状のある／なしで簡単に病気の診断をしない。

文　献

1）日本てんかん学会：様々な年齢で発症するてんかん症候群の国際抗てんかん連盟（International League Against Epilepsy）の分類と定義：ILAE 疾病分類・定義作業部会の公式声明．てんかん研究，41；666-702，2024.

2）Kanner, A.M. : Ictal panic and interictal panic attacks : Diagnostic and therapeutic principles. Neurol. Clin., 29 ; 163-175, 2011.

3）Tellez-Zenteno, J.F., Patten, S.B., Jetteé, N. et al. : Psychiatric comorbidity in epilepsy : A population-based analysis. Epilepsia, 48 ; 2336-2344, 2007.

4）Kanner, A.M., Soto, A. and Gross-Kanner, H. : Prevalence and clinical characteristics of postictal psychiatric symptoms in partial epilepsy. Neurology, 62 ; 708-713, 2004.

5）伊東裕二，本岡大道，安元眞吾ほか：てんかんと恐怖．九州神経精神医学，60；128-132，2014.

A-10：前頭葉てんかん（過運動発作）

辻　富基美（わかやま友田町クリニック）

> **Dos**
>
> ・発作的に行動する症状を鑑別する場合に前頭葉てんかんを考慮する。
> ・睡眠時の行動障害には睡眠関連運動亢進てんかんと睡眠時随伴症を鑑別する。

1．前頭葉てんかんの種類

前頭葉てんかんは発作的な行動が主症状であるため，こ

の疾患を解離症状等の精神症状や睡眠時随伴症と誤診する危険がある。前頭葉てんかんは，前頭葉に起始するてんかん発作とするてんかんを指し，ILAE1989年分類では症候性局在関連性てんかんにその項目があった。ILAE2022年分類[1]では焦点てんかんに属するが，その分類名称はない。従来から前頭葉てんかんの発作症状は以下の3グループに分類されている。

1）焦点性運動発作

一足の身体部位に限局する間代，あるいは強直・間代で手や顔面に多い。大脳の体部位局在に対応し，発作症状が移動する場合はJackson発作となる。てんかん発射が中心前回下部や前頭弁蓋部に及ぶと，流涎，構語障害，言語停止，優位側では失語が生じる[2]。前頭前野に及べば眼球の一側偏位に引き続いて頭部も向反する偏向発作が生じる[3]。

2）非対称性強直発作

上下肢の近位筋群の収縮による強直姿勢で，発声，両側顔面筋の収縮を伴うこともある。前頭葉内側面の補足運動野の発射では，フェンシング姿勢といわれる特有の姿勢をとる両側非対称性の運動兆候がみられ，補足運動野発作，（両側）非対称性発作などと呼ばれる[3]。発作中の意識は保たれていることが多い[2]。

3）過運動発作

四肢を交代性，同期性に振り回し，腰を突き出す，体幹を左右に捻転させるなど激しい動きが発作時の症状としてみられる発作があり，複雑運動発作，過運動発作と呼ばれる。夜間前頭葉てんかんとされた発作であり，夜間睡眠中の同発作を睡眠時随伴症と鑑別が必要になる。発作の発現には帯状回全部を中心に幅広いネットワークが関与してい

A　てんかんの鑑別診断を担当する　59

ると想定されている[3]。

2．睡眠関連運動亢進てんかんの特徴

　睡眠中の異常行動の鑑別には前頭葉てんかんが必要である。これまでの夜間前頭葉てんかんを含む症候群として，睡眠関連運動亢進てんかんがILAEの2022年てんかん症候群として特定された。これまでの夜間前頭葉てんかんとこの症候群が異なる点として，「夜間だけに起こるわけではなく，睡眠時に起こる」「前頭葉以外の発作起始も含んだ，運動亢進発作が特徴である」ということが注目された[4]。

　睡眠関連運動亢進てんかんの有病率は，10万人あたり1.8〜1.9人の稀な症候群である。発症年齢はほとんどが20歳以下で，典型的には11〜14歳であるが，生後2ヶ月から64歳までの報告がある。男女比は男性がわずかに多く，神経学的診察，認知機能は通常正常であるが，知的障害，神経精神や行動の障害が報告されている[1]。

　睡眠関連運動亢進てんかん（表1）は，睡眠中の運動発作の群発が特徴である。発作の出現・終了は突然であり典型例では2分以内で，意識は保たれ，運動亢進または非対称性ジストニー／強直運動パターンを示す。通常，自律神経症状（頻脈，頻呼吸，不規則な呼吸リズム），発声，恐怖などの不快な感情表現を伴う。頭部および眼球の偏位がみられることもある。運動亢進は四肢近位または体軸筋にみられ，ペダル漕ぎ，骨盤突き上げ，ジャンプ，叩く，揺らす動作など不規則で大きな振幅の運動が生じる。

　脳波の背景活動は通常正常である。覚醒時の脳波はほとんどの患者（50〜90％）ではてんかん様異常はないが，睡眠中の約50％で前頭部に発作間欠時てんかん様異常がある。

表1　睡眠関連運動亢進てんかんの診断基準[1]

	必須基準	注意喚起基準	除外診断
発作	主に睡眠中に起こる運動亢進または非対称性強直／ジストニー症状を伴う短い焦点運動発作	覚醒状態での発作が主体	覚醒時のみの発作全般起始発作
脳波		前頭領域以外の高頻度なてんかん様異常全般性てんかん様異常	
発症年齢		10歳未満または20歳超	2ヶ月未満または64歳超
発症時の発達		中等度から重度の知的障害	
神経学的所見		局在性の神経学的異常	

・MRIは診断に必要ではないが，原疾患を評価するために行うべき
・発作時脳波は診断に必要ではない
・検査による確認困難な場合の症候群診断：医療資源の限られる地域では，他の必須基準および除外基準を満たし，患者が目撃またはビデオ録画された睡眠中の運動亢進発作を起こしていれば，診断が可能である

発作時脳波は，運動のアーティファクトにより明確な発作パターンを示さない場合，棘徐波・鋭徐波複合，律動性徐波，前頭部のびまん性背景活動平板化がみられる場合がある。神経画像は通常正常である。

3．睡眠関連運動亢進てんかんの鑑別

　睡眠関連運動亢進てんかんの鑑別疾患にはノンレム睡眠時随伴症，レム睡眠行動異常症，心因性非てんかん発作（psychogenic nonepileptic seizure：PNES），多様な焦点を示す家族性焦点てんかんなどがあり，特にノンレム睡眠時随伴症との鑑別は重要である（**表2**）。睡眠関連運動亢進てんかんの発作は一般的に2分未満，突然の起始／消失，

A てんかんの鑑別診断を担当する 61

表2 睡眠関連運動亢進てんかんとノンレム睡眠時随伴症の鑑別[4]

	睡眠関連運動亢進てんかん	ノンレム睡眠時随伴症
発症年齢	様々	通常10歳未満
頻度（／月）	20～40回 一晩に複数回の群発あり	1回未満～4回 1晩に1回
臨床経過	しばしば安定に向かう	思春期までに消失傾向
イベントの 持続時間	数秒～3分	数秒～30分
イベント時の 脳波所見	徐波律動 時に脳波変化なし	徐波律動
時間帯	様々	通常入眠90分以内
睡眠段階	StageN 2 ＞N 3	StageN 3 ＞N 2

定型的な運動症状であり，入眠から早朝まで群発して起こり，発作時の意識は保たれることが多い。睡眠時随伴症は持続時間が10分以上で，一晩に1回の出現であり，運動症状はその時々で様々であり，発作後にその記憶はない。レム睡眠行動障害は通常，50歳以上に生じ，運動亢進症状は一般的にはなく，鮮明な夢の内容に一致した動きである。

睡眠関連運動亢進てんかんは非常に目立つ運動症状を示し，発作時脳波にて決定的なてんかん性発作パターンを示さない場合があるため，PNESと誤診されることがある。PNESは定型的でなく覚醒時に起こるのに対し，睡眠関連運動亢進てんかんでは定型的な運動亢進症状，短時間，睡眠中夜間を通して発作が群発することによりPNESと区別する[1]。

4．前頭葉てんかんの治療と経過

睡眠関連運動亢進てんかんを含む前頭葉てんかんへの薬物療法は焦点てんかんに対する治療薬が選択される。第一

選択薬はレベチラセタム，ラモトリギンであり，次いでラコサミド，カルバマゼピン，ペランパネルなどが用いられる。薬剤抵抗性の症例では，てんかん外科治療や迷走神経刺激の適応が考慮される。

経過は主に病因と関連する。睡眠関連運動亢進てんかんでは神経学的に正常で神経画像検査で異常がない場合は第一選択薬に反応する場合が多い[4]。知的発達症，神経学的異常，神経画像異常，あるいは覚醒時の発作がある場合は，長期間の発作消失に至る可能性が低いとの報告がある[4]。

DON'Ts

・行動の症状をてんかん等の器質的疾患を除外せずに精神障害としてはいけない。
・夜間の行動障害をすべて睡眠時随伴症としてはいけない。

文　献

1）日本てんかん学会：様々な年齢で発症するてんかん症候群の国際抗てんかん連盟（International League Against Epilepsy）の分類と定義：ILAE疾病分類・定義作業部会の公式表明．てんかん研究，41；666-702，2024.
2）根来民子：小児で重要なてんかん症候群：前頭葉てんかん．小児内科，47；1627-1634，2015.
3）武田洋司：前頭葉てんかん．日本てんかん学会：てんかん学用語辞典 改訂第2版，診断と治療社，東京，p.62-63，2017.
4）神一敬：睡眠関連運動亢進てんかん．日本てんかん学会編：てんかん症候群：診断と治療の手引，メディカルレビュー，東京，p.147-149，2023.

A-11：NCSE

朝山健太郎（朝山病院／日本医科大学精神神経科）

Dos

・せん妄，昏迷を診断する際にNCSEを鑑別診断に挙げる。
・NCSEや難治てんかんへの対応を日頃より神経救急を担当する診療科や脳波検査部門と検討しておく。

1．非けいれん性てんかん重積状態（non-convulsive status epilepticus：NCSE）

NCSEとは概念としてはてんかん重積の一型であり，脳波上はてんかん性放電が持続している状態でありながら，けいれんなどの運動症状が目立たずむしろ寡動が顕著な状態を示す病態である。てんかん学的には主に焦点性発作（意識減損を伴う）あるいは欠神発作の重積状態である。典型的例では脳波に高振幅棘徐波や高振幅徐波が全般性に持続する所見（図1）がみられる。

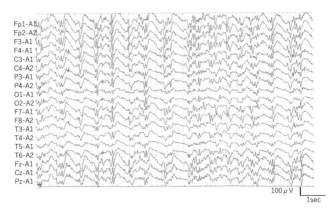

図1　NCSEの代表的な脳波所見（谷口豪先生[1]より提供）

NCSEの概念は1940年代に欠神発作（小児に多く脳波上，全般性の3Hz棘徐波複合を伴う意識消失発作を特徴とするてんかん）が持続する状態（重積状態）をpetit mal statusと報告されたことが起源となる。その後にてんかんの既往はないが類似した脳波所見を示す意識障害様の状態を呈する棘徐波昏迷（spike-wave stupor）の発見，ICUでの脳波モニタリングの普及から多数の持続性の脳波異常を伴う昏睡例の報告を経て，現在は欠神発作や焦点性発作重積，そして何らかの器質性要因による全般性の脳波異常を伴う意識障害までの広範な背景要因を包含したNCSEという概念に至っている[1]。

　神経救急診療の領域ではNCSEはてんかん発作の重積という病態に加えて，てんかん以外の症候性，器質性障害を要因とする脳神経機能破綻であり致死性の高い重篤な病態であることが強調される。一方で欠神発作重積や薬物離脱といった致死性や緊急性のない発作重積もあり，すべてのNCSEが緊急介入を要するものでないことは意識する必要がある[2]。とはいえ，精神科診療においては精神病性昏迷，解離といった機能性障害との安易な見立てによるNCSEの見落としには留意する必要性がある。

2．原因

　NCSEのうち1/3はてんかんの既往はなく，脳器質性障害（血管障害，脳炎など），薬剤性，代謝性の病態から生じる。加齢，神経変性もてんかんの発症要因にもなるため，加齢変化自体がNCSE発症の要因となる。

　薬剤性の原因において，向精神薬では三環系抗うつ薬，マプロチリン，炭酸リチウムがけいれん閾値を低下させる

ためNCSEの要因となる。高齢者のNCSEでは通常使用量のSSRI等でもNCSEを呈している報告もある[3]。またクロザピンも脳波異常を呈しやすく，NCSEの要因になりうるのではないかと思われる。また，ベンゾジアゼピンやアルコールなどの離脱もけいれん発作同様にNCSE誘発の要因となる。

薬剤性ではないが電気けいれん療法（electroconvulsive therapy：ECT）後にNCSEが生じることが稀ながらも報告はあり[4]，ECT後の遷延する意識混濁，もうろう，行動異常にはNCSEを鑑別する必要性がある。

3．臨床症状

NCSEでは全般性の棘徐波複合や徐波が持続する状態であり疎通性や意思発動性は障害され，無言無動状態でありながら睡眠や完全な意識消失のような弛緩した状態ではなく，時には小さなミオクロニー（口唇や眼瞼，表情筋など）が散見されるのが比較的典型的病状である。しかし脳波上は常時全般性のてんかん性放電が持続せず短期間の律動的な変動を示すこともあり，この脳波の変動に伴いせん妄や発作後もうろうのような状態を示すこともある。これらは精神科臨床で遭遇する精神病性昏迷（緊張病）やうつ病性昏迷，解離性昏迷，せん妄，認知症に類似する。

4．診断

診断はあくまでも脳波上での持続する高振幅棘徐波複合などのてんかん性発作波の確認が必須となる。しかしながら，NCSEでは特徴的な発作波が波形，振幅，局在性を時間的に変動させ収束や出現を繰り返す場合もあるため，短

時間の脳波検査ではNCSEを診断できない場合もある。したがって，短時間の脳波検査で診断できず，さらにNCSEを疑う場合には持続脳波モニタリングを積極的に検討する必要がある。

脳波による診断が必須ではあるものの，脳波上は様々な波形を呈するため特定の波形での診断はできず，米国臨床神経生理学会ガイドライン，Salzburg Criteriaなどを指針として判断する[5,6]。しかし実臨床上では持続脳波モニタリングや非定型な波形の経時的な判定は精神科医単独では困難であり，病院内のてんかん重積に対する診療科の連携が必要となる。

5. 治療

治療の基本は，脳波上のてんかん性の異常放電の頓挫でありベンゾジアゼピン系抗発作薬や麻酔薬の使用が一般的である。軽症であればジアゼパム，ロラゼパム，クロナゼパムなどの経口内服，ジアゼパムの単回静注で改善する可能性もあり，脳波検査が行えない状況では診断的治療として用いることも臨床上ありうる。重度の発作重積の場合にはジアゼパム，フェノバルビタール，ホスフェニトインといった抗発作薬，もしくはミダゾラムやプロポフォールといった麻酔薬による対応となる。しかし症候性発作に伴い強い意識障害を呈し呼吸抑制を伴うような場合に，これらの薬剤を使用することは精神科医では困難であり，対応可能な診療科がICU等で行えるようにしておく必要がある。

NCSEは神経救急領域では生命予後や後遺症という観点からは，早期診断，早期対応が望まれる。精神科での対応は限られてはいるものの，精神科医がNCSEを疑った場合に

は精神科治療が原因となっていないかの判断や，早期に脳波によるNCSEのスクリーニングを行えるようにしたい。そしてNCSEの診断治療は神経救急を担当する診療科へのコンサルテーションが必要になる可能性が高いため，日頃より診療科連携の構築を行っておくことが重要となる。

DON'Ts

・NCSEを強く疑う場合には救急診療科，脳神経内科など神経救急を担当する診療科へのコンサルテーションを躊躇しない。

文　献

1）谷口豪：精神科診療で遭遇するNCSE．精神医学，60；339-346，2018．
2）兼本浩祐：発作重積状態．兼本浩祐：てんかん学ハンドブック第4版，医学書院，東京，p.246-265，2018．
3）Taniguchi, G., Miyajima, M., Watanabe, M. et al. : Nonconvulsive status epilepticus in the elderly associated with newer antidepressants used at therapeutic doses : A report of three cases. Epilepsy Behav. Case Rep., 3 ; 8-11, 2014.
4）Aftab, A., VanDercar, A., Alkhachroum, A. et al. : Nonconvulsive status epilepticus after electroconvulsive therapy : A review of literature. Psychosomatics, 59 ; 36-46, 2018.
5）Leitinger, M., Trinka, E., Gardella, E. et al. : Re diagnostic accuracy of the Salzburg EEG criteria for non-convulsive status epilepticus : A retrospective study. Lancet Neurol., 15 ; 1054-1062, 2016.
6）貴島晴彦：脳神経外科医が知っておきたいてんかんと病態：けいれん性てんかん重積と非けいれん性てんかん重積．Neurological Surgery，51；68-75，2023．

B

てんかんの「発作」の治療を担当する

B-1：総　　論

倉持　　泉（埼玉医科大学総合医療センター神経精神科）

> **Dos**
> ・てんかん発作の治療の第一目標は "発作の抑制" である。
> ・発作の治療だけではなく，生活環境の調整，療育や教育，リハビリテーション，心理療法なども必要。
> ・診察時，治療についての考えや薬の副作用の有無，将来への悩みなどについて話す時間も作れるとよい。

1．てんかん発作の治療

　てんかん発作の治療方法は，①誘因の回避，②薬物治療，③外科治療，④食事療法，⑤そのほかの治療法に分けられる[1]。

　1）誘引の回避

　発作の誘因が明らかな人は，それを回避することによって発作を回避することができる。睡眠不足や強い光の点滅，模様などが発作の誘因となる人では，規則正しい生活を心がけたり，暗い照明でテレビを近くでみたりしないようにしたり，外でサングラスをかけたりするなどの工夫をすることもできる。

２）薬物療法

　抗てんかん発作薬（anti-seizure medication：ASM）の投与による発作の抑制を目指す。初回発作後の再発率は5年の観察で約35％という報告もあるため，初回発作でてんかん発作かどうかわからない孤発発作では原則としてASMの開始はしないが，神経学的異常，脳波異常，てんかんの家族歴がある場合は再発率が高いため，1回目の発作後から治療開始することを考慮する[2]。高齢者は再発率が66〜90％と高率であるので，初発発作後から治療を開始することも十分考慮する。また，発作再発が社会的に大きな支障を来す，どうしても再発を避けたいなどの理由がある場合も，ASM治療の適応となる。選択された薬が適薬かどうかは，発作に対する効果と副作用の有無によって決まる。1種類の薬で発作を抑制する単薬療法が好ましいが，1種類のみでは発作が抑制されないときには，2種類以上の薬を用いる多剤併用療法を行う。

３）外科療法

　適切な薬物治療によっても発作が抑制できないとき，手術の可能性を検討する。具体的には，主なASMの2剤の単剤療法（または併用療法）を行っても，発作が抑制されない状態が2年も持続すれば，その後に発作が消失する可能性は10％以下であるとされている[3]。手術の成功率が高く，機能障害も日常生活に支障がないもので受容できるのであれば外科療法を考慮する。手術には，根治を目指す切除外科（病変切除または離断術）と，発作軽減を図る緩和外科（脳梁離断術，迷走神経刺激など）がある。いずれの場合も，長時間ビデオ脳波検査，MRI，PET，SPECTなどの術前検査を通じて，手術の効果と合併症を詳細に検討す

る。手術は，包括的な医療体制の整った施設で行う必要が
あるため，適応が考慮される場合は速やかに専門施設へ紹
介することが望ましい。

　4）食事療法

　ケトン食やその修正法で難治てんかんの発作が減少，消
失することがある。日本人の一般的な食事内容ではケトン
食を続けることは大変なので，食事指導を行うことができ
る施設での治療を行うか，NPOケトン食普及会（http://
plaza.umin.ac.jp/~ketodiet/）も参照するとよい。

　5）そのほかの治療法

　リハビリテーション，心理教育，就労支援など。これら
は，てんかんの発作が難治に経過し，知的障害や精神医学
的併存症がある場合に特に必要となる。適切な支援を受け
ている人のほうが安定した雇用につながりやすいことが明
らかになっており[4]，必要に応じて精神保健福祉士や公認
心理師，理学療法士などの積極的な介入ができるとよい。
また，併存症のない患者であっても，社会的役割が変化す
る時期（就職，妊娠出産など）や，環境の変化で治療内容
を調整する必要が出てくることもある。漫然と治療を続け
るだけではなく，積極的な介入を心がけたい。

2. 患者教育

　てんかんの治療はまず薬物療法が基本となるが，いくら
正確に診断をして適切な薬を処方しても，患者が指示どお
りに服用していなければ効果が得られない。薬物治療にあ
たっては，①毎日規則正しく服用する，②生活リズムを整
えて暴飲暴食・睡眠不足を避ける，③勝手に服薬を中断し
ないなど，当たり前のようであって現代社会ではなかなか

守れない規則正しい生活が大切であることをしっかりと知ってもらうことが大事である。てんかんに関する正しい知識は，日本てんかん協会（https://www.jea-net.jp/）や，静岡てんかんセンターのてんかん情報センター（https://shizuokamind.hosp.go.jp/epilepsy-info/）などに，一般の人向けにわかりやすくまとめられている。また，スマートフォンアプリでの生活記録や発作記録，薬の管理，服薬アラームなど，便利なツールも増えているため，それらを患者や家族に活用してもらうことも有用である。

3．薬物療法の見直し，終結

適切なASM治療によって，てんかん患者の60〜70％が長期寛解に至る。しかし，薬物治療を終結できるか否かを治療開始前に見極めることは困難である。寛解例の薬物治療をいつまで継続すべきかについては，患者を取り巻く様々な事情や危険因子を考慮して，患者・家族と相談しながら決定していく。また，ASMを使用しても発作頻度が変わらなかったり，悪化したりした場合は，薬変更の前にもう一度診断と治療内容の見直しを行う。発作症状がてんかんではなかった場合はもちろんASMは効果がないし，てんかんであったとしても患者の生活が乱れていれば発作抑制効果は不十分となる。治療に行き詰まった場合は，ひとりで抱え込まず，周囲に相談したり，必要に応じて専門医療機関へ受診を勧めたりするなど，柔軟に対応することが望ましい。

DON'Ts
・発作の抑制だけにとらわれない。薬の副作用はないか，きちんと薬を飲めているか，精神症状の併存はないか，

適宜確認を忘れないようにする。
・薬剤抵抗性の場合には，薬剤変更の前にてんかん診断の見直しを怠ってはいけない。
・治療に行き詰ったときに，一人で抱え込んではいけない。専門医へのコンサルトも考慮すべきである。

文　献

1 ）日本神経学会監修，「てんかん診療ガイドライン」作成委員会編：第3章成人てんかんの薬物療法．日本神経学会てんかん診療ガイドライン2018，医学書院，東京，p.25-38，2018.
2 ）Hauser, W.A., Anderson, V.E., Loewenson, R.B. et al. : Seizure recurrence after a first unprovoked seizure. N. Engl. J. Med., 307 ; 522-528, 1982.
3 ）Kwan, P., Arzimanoglou, A., Berg, A.T. et al. : Definition of drug resistant epilepsy : Consensus proposal by the ad hoc Task Force of the ILAE Commission on Therapeutic Strategies. Epilepsia, 51 ; 1069-1077, 2010.
4 ）Arai, Y., Okanishi, T., Noma, H. et al. : Prognostic factors for employment outcomes in patients with a history of childhood-onset drug-resistant epilepsy. Front. Pediatr., 11 ; 1173126, 2023.

B-2：抗てんかん発作薬（血中濃度）

上西優介（和歌山県立医科大学神経精神科）

Dos

・てんかん病型を軸に，年齢，妊娠可能性，併存症，併存薬を考慮し薬剤選択を行う。
・血中濃度モニタリングは抗てんかん発作薬の用量調節，効果判定，副作用評価に有用である。

1．抗てんかん発作薬の選択

　2024年現在，日本でてんかんに保険適応を持つ薬剤は20種類以上あり，2006年以降だけで10種類以上の新規抗てん

かん発作薬が発売されている。てんかん治療の第一選択は抗てんかん発作薬の投与であり，数ある薬剤の中から個々の患者プロフィールに合わせて治療薬を選択していく必要がある。

2018年3月，『てんかん診療ガイドライン2018』（日本神経学会監修，医学書院）が発刊された。2010年以来8年ぶりの改訂で，新規抗てんかん発作薬の登場により治療の選択肢が広がったことに加え，国際抗てんかん連盟（ILAE）などのてんかん分類が改訂されたことが背景にある。インターネット上に無料で公開されている（https://www.neurology-jp.org）。ただし2016年に発売されたラコサミド（LCM），ペランパネル（PER）については当時のエビデンスが少なくガイドラインにはほとんど記載がないことには注意が必要である。

成人てんかん患者における治療薬選択に影響する主な患者プロフィールである「てんかん病型」「妊娠可能性」「高齢者」「併存症」「併用薬」に焦点を当て概説する。

１）てんかん病型（**表1**）

抗てんかん発作薬を選択する際，初めにてんかん病型により薬剤選択を行う。

２）妊娠可能性

将来の妊娠を見据える場合，抗てんかん発作薬は胎児リスクの少ないものを選択することが望ましい。妊娠中に使用する場合にはできるだけ単剤とし，必要最小限の用量とする。バルプロ酸ナトリウム（VPA）は催奇形性，児の認知機能障害のリスクが指摘されており，可能な限り使用を避け，どうしても必要な場合には使用量を減らす。フェニトイン（PHT），フェノバルビタール（PB），トピラマート（TPM）も

表1 てんかん病型による抗てんかん発作薬の選択（てんかん診療ガイドライン2018より）

てんかん病型		第一選択薬	第二選択薬	発作増悪がある
部分てんかん		CBZ, LTG, LEV 次いでZNS, TPM	PHT, VPA, CLB, CZP, PB, GBP, LCM, PER	
全般てんかん	全般強直間代発作	VPA	LTG, LEV, TPM, ZNS, CLB, PB, PHT, PER	PHT
	欠神発作	VPA, ESM	LTG	CBZ, PHT, GBP
	ミオクロニー発作	VPA, CZP	LEV, TPM, PIR, PB, CLB	CBZ, PHT, GBP

CLB：クロバザム，CZP：クロナゼパム，PIR：ピラセタム，そのほかの略語は本文中を参照

奇形発現率が高い。2018年のEURAP（International Registry of Antiepileptic Drugs and Pregnancy，抗てんかん薬の催奇形性を検討するために設立された研究班）の報告では，レベチラセタム（LEV），ラモトリギン（LTG）は奇形発現率が低い[1, 3]。

　3）高齢者

　高齢者はてんかんの新規発症率が高く，また再発率も高いが，薬剤反応性はよいことが多い。病型はほとんどが焦点てんかんである。非けいれん発作が多く，診断が困難な例もある。薬物療法に際しては，再発率の高さや発作による身体的影響の大きさを考慮して，初回発作から抗てんかん発作薬治療を開始することも検討する。併存症や併用薬の有無，加齢による代謝機能の低下を念頭に置き，少量から漸増使用する。若年者より少量で効果が得られることも

多く，少量でも発作が抑制されれば増量の必要はない。

てんかん診療ガイドラインでは，合併症のない高齢発症焦点てんかんにはカルバマゼピン（CBZ），LTG，LEV，ガバペンチン（GBP）を，合併症のある高齢発症焦点てんかんにはLEV，LTG，GBPを，高齢発症全般てんかんにはLTG，VPA，LEV，TPMを推奨している[1]。認知症疾患ガイドラインでは認知症を合併するてんかんにCBZ，VPA，LTG，LEV，GBP，TPMを推奨しているが，相互作用や認知機能の影響を考慮するとLTG，LEV，GBPがより優先される[2,3]。

4）併存症

既存抗てんかん発作薬の多くは肝代謝であったが，新規抗てんかん発作薬は腎代謝薬剤も多い。肝機能障害および腎機能障害を合併した患者では代謝経路を考慮して薬剤選択を行う（表2）。さらに精神科医療ではてんかん患者に他の精神疾患・精神症状が併存している場合が多い。新規抗てんかん発作薬は身体的なリスクは従来薬より低いものの，精神症状出現の報告が多いことに注意する。てんかん診療ガイドライン2018では，精神症状のリスクを有する場合の薬剤選択について，新規抗てんかん発作薬の立ち位置を踏まえて記載している（C-7：抗てんかん発作薬に関連する精神症状）。

5）併用薬

抗てんかん発作薬は代謝に影響を及ぼす薬剤が多く，併用薬に注意する必要がある。留意すべき点は，①併用薬が抗てんかん発作薬に与える影響，②抗てんかん発作薬が併用薬に与える影響，③抗てんかん発作薬同士の相互作用，④併用薬がてんかんに与える影響である。①の例として，

B　てんかんの「発作」の治療を担当する　77

表2　成人における主な抗てんかん発作薬の参考域の血中濃度，消失半減期，代謝排泄経路（てんかん診療ガイドライン2018より一部改変）

	参考域の血中濃度（μg/mL）	T1/2（時）	Tmax（時）	代謝排泄経路
PB	15-40	70-130	0.5-4	主に肝代謝
CBZ	5-12	10-26	4-8	肝代謝
PHT	7-20	7-70	4-8	肝代謝
ZNS	10-40	50-70	2-5	主に肝代謝
VPA	50-100	11-20	2-4	肝代謝
CZP	0.02-0.07	17-56	1-4	肝代謝
CLB	0.03-0.3	17-49	0.5-2	肝代謝
GBP	2-20	5-9	2-3	腎排泄
TPM	5-20	20-30	1-4	腎排泄
LTG	2.5-15	15-90（併用薬による）	1-4.8（併用薬による）	肝代謝
LEV	12-46	6-8	0.5-2	腎排泄
PER	0.05-0.4	53-136	0.25-2	主に肝代謝
LCM	10-20	12-16	0.5-4	腎排泄＞肝代謝

抗生物質のクラリスロマイシン，エリスロマイシンはCBZの血中濃度を大幅に上昇させ，カルバペネム系抗生物質はVPAの血中濃度を大幅に低下させる。②の例として，ワルファリンはPB，CBZの併用で血中濃度が下がり，PHTで血中濃度が上がる場合と下がる場合があり，VPAは血中濃度を上昇させる[3]。③の例として，PB，PHT，CBZは酵素誘導作用を持ちVPA，ゾニサミド（ZNS），LTG，PERなど多くの薬剤の血中濃度を低下させ，VPAは酵素阻害作用を持ちPB，LTGなどの血中濃度を上昇させる。特にLTGは皮疹のリスクが高く，併用薬により用量が変わるため注意が必要になる。総じて既存抗てんかん発作薬は相互作用が

多く，併存症を有する症例では単剤使用が推奨される[1]。
④としては，抗うつ薬，抗精神病薬など精神科領域の薬剤
のほか，抗菌薬，気管支拡張薬，抗腫瘍薬，鎮痛薬，抗ヒ
スタミン薬など日常診療で頻用される薬剤が，けいれん閾
値を低下させることが知られている[1,3]。

2．血中濃度モニタリングの意義とタイミング（表2）

　抗てんかん発作薬の有効性や副作用には個人差が多く，
抗てんかん発作薬の血中濃度の測定は治療効果判定や副作
用の予防・早期発見に有用である[4]。

　血中濃度の測定は無目的に行うべきではなく，臨床的目
的を持って行うべきである。血中濃度モニタリングの一般
的な適応は以下の通りである。①用量依存性の薬物動態を
示す薬剤の用量調節（特にPHT），②望ましい発作抑制が
得られたときの個々の治療域の確立，③薬物動態が変化す
る状況での投与量の調節（妊娠，加齢，併存症，薬物相互
作用など），④臨床的な副作用の判断（副作用の診断が不確
実，副作用の評価が困難など），⑤コントロール不良時の服
薬状況（アドヒアランス）の確認[1]。

　血中濃度測定は中毒症状が疑われる場合を除き，薬物が
反復的に投与され吸収，体内分布，代謝，排泄が定常状態
になってから行う。薬物の投与開始から定常状態に達する
には，半減期の約5倍かかる[3]。

　各薬剤には参考域の血中濃度があり，なるべく有効で副
作用が少ない範囲を示している。一方，治療域の血中濃度
は，ある個人にとって最もよい発作抑制が得られる範囲で
ある。多くの場合，治療域の血中濃度は参考域の血中濃度
に近いが，参考域以下でも治療効果が得られる場合や，参

考域以上でないと効果のない場合，参考域でも副作用が現れる場合がある。参考域は底値をもとに決められているが（多くは朝の内服前になる），実臨床では日中に測定するため，測定値は高くなる傾向がある。治療効果，副作用，内服時間などを総合して血中濃度の意義を判断し，必ずしも参考域に収まらなくてもよい[1]。

3．血中濃度測定が有用な薬剤

用量依存性の薬理動態を示す抗てんかん発作薬では，用量を決定するため血中濃度モニタリングが推奨される。CBZ，PHT，PB，プリミドン（PRM），VPA，エトスクシミド（ESM）は血中濃度モニタリングの有用性が確立している。特にPHTは治療域が狭く副作用が出現しやすい薬剤であるが，投与量と血中濃度が非線形関係にあり，高用量で急激に血中濃度が上昇するため，至適投与量の設定に血中濃度測定が有用である[1]。

4．妊娠中の血中濃度モニタリング

妊娠中は血中濃度モニタリングが推奨される。妊娠中は心拍出量，循環血漿量が増加し，腎血流量および糸球体ろ過率も増え，同量の薬物を投与しても血中濃度が低下する[3]。LEVは妊娠中に血中濃度が非妊娠時の50％程度，LTGは40％程度にまで低下することがある[1]。そのため非妊娠時のベースラインの至適血中濃度を把握しておき，必要に応じ適宜投与量を調節する。出産後に血中濃度が上昇するので副作用出現に注意が必要である。

ただし，PHT，VPAなど蛋白結合型の薬剤では総血中濃度が低下を示しても遊離型薬剤が増加している可能性があ

り，これらの薬剤は胎児への影響も大きいため，発作が増悪しなければむやみに増量するべきではない[1]。

DON'Ts

・併存症（特に妊娠）や併用薬を確認せずに抗てんかん発作薬を漫然と投与しない。
・血中濃度のみを指標に抗てんかん発作薬の増量や減量をしない。

文　献

1) 日本神経学会監修，「てんかん診療ガイドライン」作成委員会編：てんかん診療ガイドライン2018. 医学書院，東京，2018.
2) 日本神経学会監修，「認知症疾患診療ガイドライン」作成委員会編：認知症疾患診療ガイドライン2017. 医学書院，東京，2018.
3) 松浦雅人：てんかん治療に携わるすべての人のための抗てんかん薬の使い方. 診断と治療社，東京，2021.
4) 関本裕美：抗てんかん薬血中濃度が有効性と安全性におよぼす影響. IRYO，75：213-221，2021.

B-3：向精神薬を使用する際の注意点

東　英樹（名古屋市立大学精神科）

Dos

・酵素誘導型抗てんかん薬（enzyme-inducing AEDs：EIAEDs）であるカルバマゼピン，フェニトイン，フェノバルビタール，プリミドンは，ほとんどの抗精神病薬の代謝を増強して，その効果を減弱しうる。
・EIAEDs はセロトニン-ノルアドレナリン取り込み阻害薬（serotonin-noradrenalin uptake inhibitors：SNRIs）以外のほとんどの抗うつ薬の代謝を増強して，その効果を減弱しうる。

1．抗精神病薬

けいれん誘発作用は薬剤ごとに違いがある[1]。クロルプロマジン1,000mg以上，クロザピン，ゾテピンは，その正当な理由と必要性がなければ投与すべきでない。脳波異常の出現率はクロザピン（47%）とオランザピン（39%）で高率であり，ハロペリドールとクエチアピンは10%以下である[2]。脳波異常と実際の発作の誘発されやすさは必ずしも関連はない。極端な体重増加はオランザピンとバルプロ酸，ガバペンチンあるいはカルバマゼピンの併用で起こりえる[3,4]。バルプロ酸とカルバマゼピンはクロザピンの併用で無顆粒球症を増やすかもしれない[5,6]。シトクロムP450（CYP）と総称される酸化還元酵素を活性化するカルバマゼピン，フェニトイン，フェノバルビタール，プリミドンは酵素誘導型抗てんかん薬（enzyme-inducing AEDs：EIAEDs）であり，ほとんどすべての抗精神病薬の代謝を増強する[7]。腎排泄型のパリペリドンはCYPの影響はほとんど受けない[8]。しかし，カルバマゼピンの併用で腎クリアランスが増加して，濃度は減少する。クエチアピンはEIAEDsにより最も代謝が促進され，濃度測定できないレベルになることがある[9]。

2．ベンゾジアゼピン

知的障害の人では脱抑制などを性格特性，環境変化の影響と誤認されうる[10]。

3．抗うつ薬

近年はけいれん誘発作用より抗けいれん作用を指摘されている[11]。けいれん誘発作用を懸念して，抗うつ薬の不

十分な投与にならないようにする[12]。クロミプラミン，マプロチリンを除き，短期間ならけいれん誘発性の心配なく，抗うつ薬は安全に使用可能である。長期処方はベンラファキシン，トラゾドンで有意にけいれんの増加の報告がある[13]。フルオキセチンを除く三環形抗うつ薬（tricyclic antidepressants：TCAs），セロトニン再取り込み阻害薬（selective serotonin‐reuptake inhibitors：SSRIs），セロトニン‐ノルアドレナリン取り込み阻害薬（serotonin-noradrenalin uptake inhibitors：SNRIs）は体重増加が促進されうる[14]。骨粗鬆症はTCAs，SSRIsとEIAEDsで増加しうる[15, 16]。ベンラファキシンは抗利尿ホルモン不適切分泌症候群を起こしうるため，カルバマゼピンの併用で低ナトリウム血症のモニタをするべきである[17]。EIAEDsはSNRIs以外のほとんどの抗うつ薬の効果を減弱する。TCAsとパロキセチン，フルオキセチン，フルボキサミンはCYP関連酵素を抑制するためカルバマゼピンとフェニトインの効果を増強する[1]。

DON'Ts

・クロルプロマジン 1,000mg 以上，クロザピン，ゾテピンは，正当な理由なく投与しない。
・けいれん誘発作用を懸念して，抗うつ薬の処方を控えてはいけない。

文　献

1) Kanemoto, K. : Coping with Psychiatric Issues in Patients with Epilepsy. The KUFirm Publishing, Yokohama, p.127-137, 2023.
2) Centorrino, F., Price, B.H., Tuttle, M. et al. : EEG abnormalities during treatment with typical and atypical antipsychotics. Am. J. Psychiatry, 159 ; 109-115, 2002.
3) Meltzer, H.Y., Bonaccorso, S., Bobo, W.V. et al. : A 12-month rando-

mized, open-label study of the metabolic effects of olanzapine and risperidone in psychotic patients : Influence of valproic acid augmentation. J. Clin. Psychiatry, 72 ; 1602-1610, 2011.

4) Biton, V. : Weight change and antiepileptic drugs : Health issues and criteria for appropriate selection of an antiepileptic agent. Neurologist, 12 ; 163-167, 2006.

5) de Leon, J., Santoro, V., D'Arrigo, C. et al. : Interactions between antiepileptics and second-generation antipsychotics. Expert Opin. Drug Metab. Toxicol., 8 ; 311-334, 2012.

6) Demler, T.L. and Trigoboff, E. : Are clozapine blood dyscrasias associated with concomitant medications? Innov. Clin. Neurosci., 8 ; 35-41, 2011.

7) Johannessen, S.I. and Landmark, C.J. : Antiepileptic drug interactions -principles and clinical implications. Curr. Neuropharmacol., 8 ; 254 -267, 2010.

8) Sheehan, J.J., Sliwa, J.K., Amatniek, J.C. et al. : Atypical antipsychotic metabolism and excretion. Curr. Drug Metab., 11 ; 516-525, 2010.

9) Nickl-Jockschat, T., Paulzen, M., Schneider, F. et al. : Drug interaction can lead to undetectable serum concentrations of quetiapine in the presence of carbamazepine. Clin. Neuropharmacol., 32 ; 55, 2009.

10) Kanemoto, K. : Coping with psychiatric issues in patients with epilepsy. The KUFirm Publishing, Yokohama, p.95-97, 2023.

11) Alper, K., Schwartz, K.A., Kolts, R.L. et al. : Seizure incidence in psychopharmacological clinical trials : An analysis of Food and Drug Administration (FDA) summary basis of approval reports. Biol. Psychiatry, 62 ; 345-354, 2007.

12) Cotterman-Hart, S. : Depression in epilepsy : Why aren't we treating? Epilepsy Behav., 19 ; 419-421, 2010.

13) Hill, T., Coupland, C., Morriss, R. et al. : Antidepressant use and risk of epilepsy and seizures in people aged 20 to 64 years : Cohort study using a primary care database. BMC Psychiatry, 15 ; 315, 2015.

14) Ness-Abramof, R. and Apovian, C.M. : Drug-induced weight gain. Drugs Today (Barc.), 41 ; 547-555, 2005.

15) Haney, E.M., Warden, S.J. and Bliziotes, M.M. : Effects of selective serotonin reuptake inhibitors on bone health in adults : Time for recommendations about screening, prevention and management? Bone, 46 ; 13-17, 2010.

16) Power, C., Duffy, R., Mahon, J. et al. : Bones of contention : A comprehensive literature review of non-SSRI antidepressant use and bone health. J. Geriatr. Psychiatry Neurol., 33 ; 340-352, 2020.

17) De Picker, L., Van Den Eede, F., Dumont, G. et al. : Antidepressants and the risk of hyponatremia : A class-by-class review of literature. Psychosomatics, 55 ; 536-547, 2014.

B-4：脳波（長時間ビデオ脳波検査）・MRIの基本

茂木太一（自衛隊入間病院精神科）

Dos

・脳波検査は大脳皮質神経細胞の電気活動を記録し，てんかんの診断治療に必要不可欠な検査である。

・長時間ビデオ脳波検査は数日にわたり発作症状と発作時脳波を記録することで，てんかん診断，治療方針の決定に役立つ。

・てんかんの病因や発作焦点を検索するのに頭部MRIは必須の検査である。

1．てんかん診断の手順（図1）

「てんかん診療ガイドライン」2018年版[1]には，てんかん診断を行うためには病歴や発作症状などの詳細な問診をした後，客観的検査である脳波検査，画像検査，必要に応じて長時間ビデオ脳波検査を順に行うことが示されている[2]。ここでは，これらの客観的検査について簡単に説明する。

2．脳波検査

脳波検査は通常，国際10-20電極配置法に準じ，頭皮上に19個・両側耳朶に2個の21個の電極を装着し，大脳皮質神経細胞の自発的電気活動を検出する検査である。検査時間は30分から1時間程度で，侵襲性がなく，どの年代に対しても繰り返し行うことが可能である。問診から得られた発作症状と関連する部位に，発作間欠期てんかん性異常波（interictal epileptiform discharge：IED）が検出されれば，診断に大いに役立つ。開閉眼，光刺激，過呼吸賦活は多く

B てんかんの「発作」の治療を担当する 85

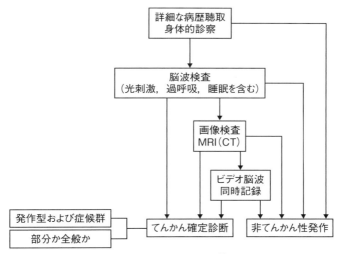

図1 てんかん診断の手順（文献[1]より転載）

の病院でルーティーンに行われているが，IEDは覚醒時よりも入眠期に出現しやすいため，検査30分前にペントバルビタールを内服させるなどして睡眠賦活も行うとよい。

脳波検査を行うことで，全般てんかんと焦点てんかんの鑑別，薬物療法開始後の治療効果判定などができる。問診から得られた情報とIEDの出現部位や形状が合わない場合には，再度病歴の確認に戻るとよい。「脳波に異常があるからてんかんである」という判断は行うべきではないし，「脳波に異常がないからてんかんではない」という判断も誤った考え方である。判断に迷うときは，焦らずに追加検査を行う，他の医師に意見を求めるなど，柔軟に対応すればよい。

脳波検査は読み落としよりも深読みがしばしば有害となる。また，生理的な軽睡眠を特徴づける頭蓋頂鋭一過波，

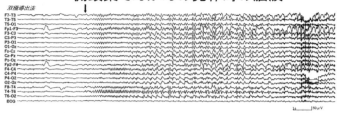

図2　発作時の脳波変化
両側広汎性に出現する鋭波（黒矢印）が発作の起始部で，その後早い律動波がT4（右側頭部）に出現。律動波は，周波数を下げ不規則化，振幅が増大して，広範囲に広がる。

紡錘波，睡眠時後頭部陽性鋭一過波をはじめとする病的意義のない所見，体動や眼球運動，心電図，脈波などのアーチファクトをてんかん特異的な脳波異常と誤読することがないよう注意したい。

3．長時間ビデオ脳波検査

しっかりと問診を行っても，てんかんかどうかの鑑別が困難な症例や，通常の抗てんかん薬治療に抵抗性を示し，外科治療の可能性を検討する場合には長時間ビデオ脳波検査（long-term video-EEG monitoring：LTM）が有用である。LTMでは数日間にわたり，通常の脳波検査とほぼ同数の電極を取り付けた状態で発作を待ち，発作が生じた際の臨床症状と脳波変化（図2）を同時記録する。なかなか発作が生じないときは，服用中の抗てんかん薬を減量したり，断眠したりするなど発作が生じやすい条件を負荷する。

LTMを行うことにより，てんかんの確定診断，全般てんかんと焦点てんかんの鑑別，焦点てんかんにおけるより明確な焦点の絞り込み，失神・不整脈・心因性非てんか

性発作など非てんかん性発作との鑑別などを行うことができる。また，それまで気づかれなかった発作型の存在が明らかになることや，発作型診断が修正されることもあり，LTMにより正確な診断，適切な治療につながる症例は少なくない。さらには同一患者がてんかん発作と非てんかん発作を合併することもあり，それらを区別するためにも重要な検査だといえる。そして捕捉された発作映像を患者に実際に見てもらうことで，車などの運転がまだ危険な状態であることを認識させるなど患者教育にも役立つ。救急領域においても意識障害の症例に対しLTMを行い，非けいれん性てんかん重積などの鑑別，治療反応性の確認などに応用されている。

4．頭部MRI（核磁気共鳴画像法）

MRIは核磁気共鳴現象を利用し生体内部の情報を画像にする，放射線被ばくのない画像検査である。MRI検査ではT1強調画像（黒：水／白：脂肪，メトヘモグロビン，造影剤），T2強調画像（黒：デオキシヘモグロビン（急性期の出血）／白：水，関節液），FLAIR（fluid attenuated inversion recovery，T2強調画像の正常な水が黒で表される）などで脳の形態学的評価，拡散強調画像（DWI）で水分子の拡散運動の評価，T2強調画像や磁化率強調画像でヘモジデリンや石灰化病変の評価，ASL（arterial spin labeling）で脳血流灌流評価などが可能である。

初発てんかんの10％で頭蓋内の異常が同定される。MRIで脳病変が検出されれば，その部位や近傍にてんかん原性が存在する可能性が高く，てんかんの診断や発作型の理解に大いに役立つ。ただし，MRI病変がてんかん発作の原因

か否かは慎重な判断を要する。また，MRI病変が感覚野や連合野に検出された際などは，それに伴う発作症状を患者が発作と自覚していない場合もあり，追加の病歴聴取が必要となる。

MRIを行うことで脳血管障害，脳腫瘍，頭部外傷，海馬硬化，皮質形成異常，血管奇形などが診断可能であるが，MRI病変で最も多いのは海馬硬化，次いで限局性皮質異形成である。海馬硬化はFLAIR画像で高信号を呈するが，海馬萎縮を評価するには，thin sliceの冠状断，海馬長軸に沿った矢状断撮影が有用である。

DON'Ts

・病歴を十分にとらずに脳波を深読みして，てんかん治療を開始してはいけない。

・1回の脳波検査で診断に迷ったら，検査を繰り返し，一人で抱え込まずに他の医師や専門医へ相談する。

・長時間ビデオ脳波検査やMRIなどの画像検査目的での専門医へのコンサルトを躊躇してはいけない。

文　献

1）日本神経学会監修，「てんかん診療ガイドライン」作成委員会編：てんかん診療ガイドライン．医学書院，東京，p.15，2018.

2）国立精神・神経医療研究センター病院てんかんセンター編：患者のギモンに答える！てんかん診療のための相談サポートQ＆A．診断と治療社，東京，p.24-27，2021.

B てんかんの「発作」の治療を担当する 89

B-5：発作時の対応（急性症候性発作・
てんかん重積）

堀之内　徹（北海道大学病院精神科神経科）

Dos

・急性症候性発作およびてんかん重積状態では原因検索を行う。
・自らの所属する医療機関でてんかん重積への治療介入をする場合，どのようなステップになるのかイメージしておく。
・急性症候性発作およびてんかん重積状態の終息後，てんかんの診断がつくのかどうか再考する。

1．急性症候性発作

急性症候性発作とは，代謝性，中毒性，器質性，感染性，炎症性などの急性中枢神経系障害と時間的に密接に関連して起こる発作である。原因としては，脳血管障害，中枢神経系感染症，急性自己免疫性脳炎，頭部外傷，代謝性・全身性疾患，中毒，離脱，頭蓋内手術後，脱髄性疾患，放射線治療などが知られている。急性症候性発作には明確な原因が背景にあること，死亡率が高いこと，抗てんかん発作薬の使用は短期間とすべきところなどが，てんかんと異なる点である[1]。専門用語としては「てんかん発作」の中に，急性症候性発作も，てんかんによる発作も含まれている[2]。そのため急性症候性発作をてんかん発作と呼ぶことは間違いではないが，上記のような急性中枢神経系障害が明らかである場合，ミスリードを避けるためにも急性症候性発作と呼ぶことが望ましい。また急性中枢神経系障害の器質因が発覚した場合は，その病因に対する治療が必要になる。

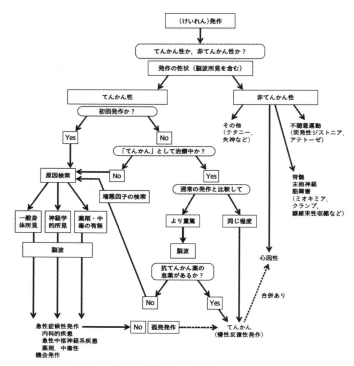

図1　急性症候性発作の診断フローチャート

機会発作：発作の誘因の状況においてのみ誘発される発作。孤発発作：生涯1回のみの非誘発性発作。図中の破線は，その中の一部から移行する可能性を示唆する。

注：図中の"てんかん性"は脳の過剰な興奮状態による症状を意味し，必ずしも慢性疾患であるてんかんの発作症状を意味するものではない。

急性症候性発作の診断フローチャートを図1に示す[3]。臨床的には発作が発生した際に，今まさに起きているその発作が急性症候性発作なのか，てんかんによる発作なのかを発作症状のみで判断することは困難である。そのため，そもそも病歴上てんかんがあるのかどうか，てんかんがある場合は普段の発作と同様であるか，といったことを確認

することが必要である。病歴確認の結果，てんかんによる発作であると確認できれば必ずしも血液検査・頭部CT・MRI・脳波などを実施する必要はない。しかし，そのような病歴がない，そもそも病歴が不明であれば，身体所見・神経学的所見・上記の検査などを実施して原因を検索することが必要である。原因検索によって何らかの急性中枢神経系障害が明らかになれば，急性症候性発作に分類することになる。

　急性症候性発作時の対応としては，発作自体は基本的には数分以内でおさまるため，発作自体に対して1分1秒を争う介入があるわけではない。ただし，急性症候性発作の35.2％は発作が複数回出現するとされるため[1]，1回の発作があった後に抗てんかん発作薬での治療介入を開始することは一定の合理性があるものと考えられる。使用する薬剤は，意識障害がある状況は珍しくないと考えられるため，静注製剤の使用を考慮する。

　急性症候性発作が全身性の強直間代発作など大きめの発作であった場合，発作後もうろう状態のためしばらく意識障害が遷延する場合があることに留意する。発作後状態の持続時間は，発作の重症度など様々な要因に影響されるため一概には言えないが，時間経過で改善傾向になることを確認する。時間経過で改善傾向にない，よく観察するとわずかなミオクローヌスが出現しているなどがあれば，非けいれん性てんかん重積状態（non-convulsive status epilepticus：NCSE）を疑う。可能であれば緊急で脳波検査を行い，NCSEの有無を確認することが望ましい。ただし緊急脳波検査が実施できない施設であれば，てんかん重積に準じた介入が始まることは臨床的にはありうるものと思われる。

2．てんかん重積状態

てんかん重積状態は，「発作がある程度の長さ以上に続くか，または短い発作でも反復し，その間の意識の回復がないもの」と定義されてきた。持続時間について，けいれん発作が5分以上持続すれば治療を開始すべきで，30分以上持続すると後遺障害の危険性があるとされる[4]。

図2に治療フローチャートを示す。第1段階の治療は，低血糖が否定された場合はジアゼパムもしくはロラゼパムを静注する。前向き無作為二重盲検試験によると，ジアゼパム10mgの静注で76％，ロラゼパム4mgの静注で89％の発作が抑制された[5]。無効であった場合は，5〜10分後にもう一度使用することができる。ジアゼパムは何らかの溶媒に溶かすと析出することが知られているため，0.5〜1アンプル＝5〜10mg＝1〜2mLという少ない体積の液体をシリンジにとって静注するという手順となる。ロラゼパムは溶媒に溶かしても析出しないため，同量の注射用水，生理食塩水もしくは5％ブドウ糖液で希釈して静注する。

神経細胞の過剰興奮を抑制するためには，急速に抗てんかん発作作用のある薬剤の濃度を脳内で高める必要があると考えられるため，基本的には静注が望ましい。ただし，静脈路が確保できない場合は，ミダゾラムの筋注はロラゼパム静注と同等の効果があるため考慮に値する[6]。

第2段階の治療はどれも有効かつ保険適用の薬剤である。ただしホスフェニトインは効果発現まで20分程度かかること，フェノバルビタールでは呼吸抑制の頻度が高まることが知られている。

てんかん重積状態のうち31〜43％が難治になるとされ，第2段階までの介入が無効であった場合は積極的に第3段

B てんかんの「発作」の治療を担当する 93

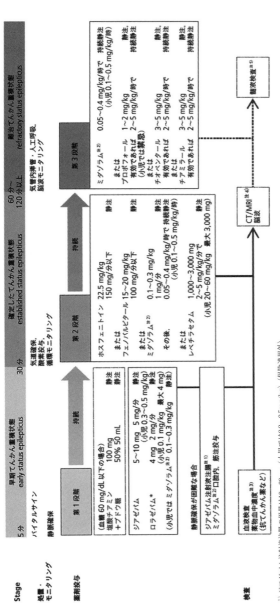

図2 てんかん重積状態の治療フローチャート（文献[4]を改変）

1) ジアゼパム注射液注腸の用量は10〜30mg（小児では0.2〜0.5mg/kg）（保険適用外）。
2) ミダゾラムを口腔内投与する場合，成人では0.5%注射液を10mg使用する（保険適用外）。小児ではブコラム®を年齢に応じて2.5〜10mgで使用する。筋注する場合は成人・小児にかかわらず0.5%注射液を10mg使用する（保険適用外）。
3) てんかん治療中の抗てんかん発作薬の血中濃度を確認する。服用中の抗てんかん発作薬の血中濃度の確認。また，けいれん誘発性物質（テオフィリンなど）の過量が疑われる場合には血中濃度を確認する。
4) 心因性発作の鑑別や治療効果の判定のために持続脳波モニタリングは実施することが望ましい。持続で測定できなくても治療抵抗性てんかん重積状態が終息してしているか確認することは重要である。
5) 髄膜炎・脳炎などが疑われる症例では髄液検査を行う。髄液一般，培養，頭鏡などのほかに，後に抗神経抗体などの検索ができるように一部を冷凍保存することが望ましい。
* ロラゼパム静注製剤は本邦でも2019年2月にロラピタ®が発売された。

階の全身麻酔に移行する。多くの精神科では自前で全身麻酔を管理することは難しいと考えられ，総合病院であればICUやそれに準じた部署に介入を依頼することになる。全身麻酔の種類は複数あるが明確な優劣はなく，またどの程度の期間使用するべきなのかは統一的な見解はない。可能であれば持続脳波モニタリングを実施し，麻酔深度の把握や，麻酔終了後の脳波変化を確認することが望ましい。

3．急性症候性発作・てんかん重積状態が終息した後

　無事に急性症候性発作・てんかん重積状態が終息した場合，経過中に使用した抗てんかん発作薬の中止を検討する必要がある。急性症候性発作の後にてんかんを発症するかどうかは，その病因にもよると考えられるが，例えば脳卒中後10年間でてんかんを発症する割合は，急性症候性発作がてんかん重積状態であった場合は81％，単なる急性症候性発作では40％である[7]。ただし，抗てんかん発作薬を継続しても，てんかんへ移行することを予防できるわけではないことに留意する必要がある。患者の強い希望で継続することはあるかもしれないが，基本的には抗てんかん発作薬を漸減中止することが望ましい。漸減の過程で明確な非誘発性発作が出現する，脳波検査で明確なspike and waveが出現するなど，今後の非誘発性発作の出現率が60％以上と予想される，つまりてんかんの診断をつけるのが妥当である状態が発覚すれば，改めててんかんの診断を行う。

DON'Ts

・急性症候性発作およびてんかん重積状態というだけで，てんかんの診断をつけてはいけない。
・漫然と抗てんかん発作薬を継続してはいけない。

文　献

1 ）Leung, H., Man, C.B.L., Hui, A.C.F. et al. : Prognosticating acute symptomatic seizures using two different seizure outcomes. Epilepsia, 51 ; 1570-1579, 2010.

2 ）日本てんかん学会：てんかん学用語集第 6 版．日本てんかん学会, 2021.

3 ）日本神経学会監修，「てんかん診療ガイドライン」作成委員会編： てんかん診療ガイドライン．医学書院，東京，p.153-162, 2018.

4 ）日本神経学会監修，「てんかん診療ガイドライン」作成委員会編： てんかん診療ガイドライン．医学書院，東京，p.76-90, 2018.

5 ）Leppik, I.E., Derivan, A.T., Homan, R.W. et al. : Double-blind study of lorazepam and diazepam in status epilepticus. JAMA, 249 ; 1452 -1454, 1983.

6 ）Silbergleit, R., Durkalski, V., Lowenstein, D. et al. : Intramuscular versus intravenous therapy for prehospital status epilepticus. N. Engl. J. Med., 366 ; 591-600, 2012.

7 ）Sinka, L., Abraira, L., Imbach, L.L. et al. : Association of mortality and risk of epilepsy with type of acute symptomatic seizure after ischemic stroke and an updated prognostic model. JAMA Neurol., 80 ; 605-613, 2023.

B-6 ：診療連携（専門医への紹介・ てんかん診療拠点）

谷口　豪（国立精神・神経医療研究センター病院てんかん診療部）

Dos

・2 種類の抗てんかん発作薬を十分量使用しても発作コントロール不良の場合，治療方針に疑問を持った場合は専門医にコンサルトする。

・近隣に専門医がいない場合には遠隔診療を活用する。

・発作症状や治療歴に関しては，改めて病歴を整理して情報提供するのがよい。

1．いつ専門医に紹介すべきか

てんかん発作の治療方針に迷ったときには専門医にコンサルトするのがよい。てんかん診療ガイドラインでは「てんかんに対して適切とされる抗てんかん発作薬（ASM）を単剤あるいは多剤併用で副作用がない範囲の十分な血中濃度で2剤試みても一定期間（1年以上もしくは治療前の最長発作間隔の3倍以上の長いほう）発作を抑制できないてんかん」を薬剤抵抗性てんかんと定義している[1]。このような患者の場合，長時間ビデオ脳波検査を含めた，専門医による精査や外科手術の可能性に関して検討することが望ましい。このような薬剤抵抗性てんかんはもちろん，治療開始前あるいは直後（1種類しかASMを使用していない段階）でも，担当医あるいは本人・家族が治療方針に疑問を持った場合には，早期に専門医あるいはてんかんセンターに紹介するのがよい。

2．てんかん専門医（図1）

てんかん専門医は全国で894名が日本てんかん学会より認定されている（2024年1月現在）。専門医における，基盤の専門領域としては精神科が100名（11％），小児科が476名（53％），脳神経内科が128名（15％），脳神経外科が190名（21％）となっている。てんかん専門医の名簿は，日本てんかん学会のホームページで都道府県別に専門医の氏名と所属病院が公開されているので参考になる。

担当医の勤務する病院の近隣地域にてんかん専門医がいない場合には，遠隔診療（オンライン診療）を利用するのもよい。遠隔診療には，患者と専門医による遠隔診療（D to P），あるいは患者と担当医と専門医による遠隔診療（D to

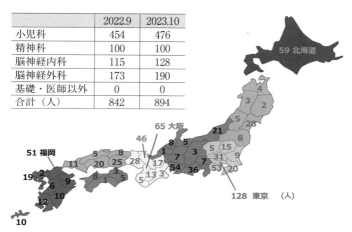

図1 てんかん専門医の全国での分布図（NCNP病院てんかん診療部・中川栄二部長よりご提供いただいた）

P with D）というやり方がある[2]。てんかんの遠隔診療はセカンドオピニオンとして行われることもあるが，初診・再診ともに2022年から診療報酬として算定可能となっている。

3．てんかんセンター

てんかんセンターは，てんかんを専門とする神経系の医師，公認心理師，看護師，脳波検査技師，ソーシャルワーカーなどが業種の垣根を越えたチームとして患者の診断や治療にあたる体制を整えている施設をさす[3]。本邦においてはてんかんセンターの厳密な定義はなく，てんかんセンターと称する施設の実際の機能には大きな差があるのが現状であるが，日本てんかん学会が認定している「包括的てんかん専門医療施設」や全国てんかんセンター協議会（任意団体）に加盟しているてんかんセンターはそれぞれホー

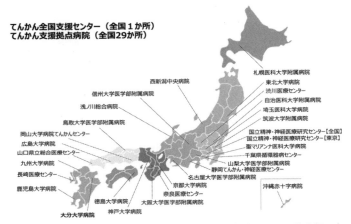

図2 てんかん診療拠点病院の分布図(NCNP病院てんかん診療部・中川栄二部長よりご提供いただいた)

ムページで公開されている。後者は,てんかんの三次診療を担う施設(長時間ビデオ脳波検査とてんかん外科治療が可能)と定義されている。

4. てんかん支援拠点病院(図2)

「てんかんの診断を行うことができる医療機関の連携を図るため,専門的な診療を行うことができる体制を整備し,てんかんの診療ネットワークを整備するため」,また「てんかん患者が適切な服薬等を行うことができるよう,てんかんに関する正しい知識や理解の普及啓発を促進する」ことを目指して,2015年度よりてんかん地域診療連携体制整備事業(厚生労働省)が始まった[4]。地域でてんかんに関わる医療機関の調整役となる,てんかん支援拠点病院は2024年1月現在,全国で28か所の支援拠点および全国拠点1か所が設置されている。このようなてんかん支援拠点病院に

よって，地域のてんかん診療連携病院の情報を公開している都道府県もある。

5．専門医に紹介する際のポイント

てんかん専門医として，コンサルトを受ける側として，筆者の私見を以下に述べる。

発作症状と治療歴に関しての情報がまずほしい。発作症状は「強直間代発作」や「意識減損発作」などの医学用語を必ずしも用いる必要はなく，患者・家族の供述するような「意識を失って倒れる発作」や「ぼんやりして右手がガクガクする発作」などの用語でよい。そのような発作がいつ始まって，どのような頻度で今も起きているのか（あるいは最終発作はいつなのか）という情報を発作のタイプ毎にまとめる。そして，治療歴，すなわち過去にどのようなASMを使用したのか，最大使用量や効果・副作用についてもASMごとに簡潔に記載（例：カルバマゼピン800mgまで使用。無効など）してくれると大変助かる。これらの情報を改めてカルテを振り返ることによって，専門医に紹介する前に新たな治療展開が開くこともありえる。

MRIや脳波はおそらく専門医の施設で改めて施行することが多いので，必ずしも脳波やMRIデータの添付は必須ではない。しかし，MRIや脳波を施行しているのであれば可能な限り，レポートよりも生データを添付していただけるとありがたいが，準備するのが難しい場合にはもちろんレポートだけでも構わない。

6．双方向性の診療連携

診療連携とは，非専門医から専門医への一方通行ではな

く，相互に患者のやり取りをする双方向性の関係が理想である。すなわち「専門外ですから自分には診れません」と丸投げするのではなく，コンサルトして治療方針がついた場合（特に発作コントロールが落ち着いた場合）には紹介した担当医は，専門医から逆紹介された際には快く治療を引き受けるのがよい。

DON'Ts

・専門医に丸投げをしてはいけない。
・専門医へのコンサルトを躊躇してもいけない。

文　献

1）日本神経学会監修，「てんかん診療ガイドライン」作成委員会編：てんかん診療ガイドライン．医学書院，東京，p.52-63，2018.
2）国立精神・神経医療研究センター病院てんかんセンター編：患者のギモンに答える！てんかん診療のための相談サポートＱ＆Ａ．診断と治療社，東京，p.19-20，2021.
3）国立精神・神経医療研究センター病院てんかんセンター編：患者のギモンに答える！てんかん診療のための相談サポートＱ＆Ａ．診断と治療社，東京，p.140-141，2021.
4）田中裕記：てんかん地域診療連携体制整備事業．日本臨牀，80；2045-2049，2022.

C

てんかんの「併存精神症状」の治療を担当する

C-1：総　論

高木俊輔（東京科学大学病院医系診療部門脳・神経・精神診療領域精神科）

Dos
・治療のゴールを生活機能の安定におくことを再度意識する。 ・発作と症状発現の時間関係を十分に把握する。

1．はじめに

てんかん患者は一般人口と比べて精神症状を呈する率が高い[1]。てんかん患者の5.9～55.5％がアルコール依存症を含む精神科疾患を有しており，小児期からてんかんを有する患者では生涯の精神科疾患罹患率は一般人口の4倍とされ，てんかん患者の60％程度が一生に一度は精神疾患あるいは心理的な問題を抱えるとした研究もある[2]。さらに，てんかんの併存精神症状はてんかん患者のQOLに大きく影響を及ぼしており，抑うつや不安といった精神症状が発作頻度や強さと同等かそれ以上にQOLを障害することが系統的レビューでも明らかにされている[3]。また，併存精神症状は見落とされていることが多いが，併存精神症状のためにてんかんの治療が控えられたりすることがある。そのため，てんかんの診療での併存精神症状は重要な問題であ

り，精神科医の関与を必要とする。

2．原因

てんかん患者に併存精神症状が多いことには様々な原因が考えられている。しかし，明確な原因の解明はなされておらず，それぞれの要因が症例によって様々な形で併存精神症状の出現に寄与していると考えられる。

てんかん患者は生活上の制限，長期の服薬，繰り返しの通院，職業選択，結婚や遺伝についての苦悩など多くの心理的問題がありQOLが低下していることがある。また，てんかん発作は自分でコントロールできず，いつ起こるか予想がつかないものであるため，無力感を強く感じることが多く，常に発作の不安にさらされている。これらの心理的な負荷が精神症状発現を助長している可能性がある。

また，脳構造，脳機能の影響も考えられる。てんかんは脳のある部分や全体の機能および構造の異常から生じると考えられるため，その機能および構造の異常が精神症状も来す可能性がある。また，てんかん症候群の一部には精神症状の出現が症候群の一部を形成しているものがある。West症候群やLennox-Gastaut症候群などに見られる知的退行，神経発達症発症などが代表的である。結節性硬化症に特有に出現する精神神経症状の結節性硬化症関連精神神経障害（TSC-associated neuropsychiatric disorders：TAND）はどちらの要素も持つものと考えられる。

さらには，てんかん発作の影響が考えられる。てんかん発作では一定数の脳神経細胞が一斉に強く発火する。そのため，脳機能は大きく影響を受けると考えられる。影響を受けて脳機能が大きく変わり，精神症状を呈する可能性が

C　てんかんの「併存精神症状」の治療を担当する　103

表1　てんかん患者の精神疾患有病率（文献[4]より作成）

	てんかん患者（%）	一般人口（%）
うつ病	11〜44	2〜4
不安障害	15〜25	2.5〜6.5
自殺	5〜10	1〜2
精神病	2〜8	0.5〜0.7
PNES	1〜10	0.1〜0.2
ADHD	10〜40	2〜10

PNES：心因性非てんかん性けいれん，ADHD：注意欠陥多動性障害

ある。発作が直接精神症状を呈する「精神発作」も稀であるが存在する。

3．精神症状の種類

　てんかん患者が呈する精神症状は多彩で，ほぼすべてのタイプの精神科的症状が出現する[4]。抑うつや不安から精神病などといったてんかんのない群にも出現する精神症状の出現率も一般人口より高い（表1）[4]が，てんかん患者に特異的にみられる症状もあり，それぞれの精神症状のてんかんとの関係の特異度も様々である。自殺や不眠などの問題も多い[5]。発作後の抑うつは見逃されていることが多い。また，てんかん患者に特有に出現する精神症状としては発作後精神病や心因性非てんかん性けいれん（PNES）などが重要である。

　併存精神症状が多いてんかん症候群としては，側頭葉てんかんが他のタイプのてんかん症候群と比べて精神症状，特に気分障害を呈す率が高いとされてきた。情動を司る辺縁系の回路が側頭葉の内側部に位置するため，同部位に発作焦点を持つ側頭葉てんかんは精神症状への関与が想定さ

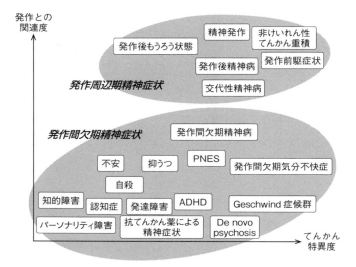

図1 てんかん患者に出現する様々な精神症状

れる。しかし、これが事実かについては繰り返し議論されてきており、側頭葉てんかんに精神症状を呈す例が多いとするものと他のてんかん症候群と変わらないとするものとの多数の相反する研究結果がある[6]。

分類方法としては、てんかん患者に起こる精神症状はてんかん発作との時間的な関係性で区別するのが一般的である[7]。すなわち、発作周辺期精神病、発作間欠期精神病、交代性精神病に区分するが、国際的に統一された分類方法はない。発作との時間的関係の把握は重要であり、治療方針として精神症状にアプローチするのか発作コントロールにアプローチするのかなど診断によって異なる。また、一部の抗てんかん発作薬やてんかん手術に関連する精神症状が知られている。図1に私案として、てんかん発作との関連度およびてんかんとの特異的な関係性の2軸で整理し、

C　てんかんの「併存精神症状」の治療を担当する　105

てんかん患者に出現する様々な精神症状をまとめた。

DON'Ts

・精神症状があることを生活の制限に直結させない。
・発作にばかり注目して精神症状の確認をおろそかにしない。

文　献

1) Forsgren, L. : Prevalence of epilepsy in adults in northern Sweden. Epilepsia, 33 ; 450–458, 1992.
2) 高木俊輔，松浦雅人：てんかんと精神症状．Clinical Neuroscience, 35 ; 808–812, 2017.
3) Taylor, J., Jacoby, A., Baker, G.A. et al. : Factors predictive of resilience and vulnerability in new-onset epilepsy. Epilepsia, 52 ; 610–618, 2011.
4) Schmitz, B. : Depression and mania in patients with epilepsy. Epilepsia, 46 (Suppl.4) ; 45–49, 2005.
5) Takagi, S. : Sleep and epilepsy. Sleep and Biological Rhythms, 15 ; 189–196, 2017.
6) Swinkels, W.A., Kuyk, J., van Dyck, R. et al. : Psychiatric comorbidity in epilepsy. Epilepsy Behav., 7 ; 37–50, 2005.
7) Krishnamoorthy, E.S., Trimble, M.R. and Blumer, D. : The classification of neuropsychiatric disorders in epilepsy : A proposal by the ILAE Commission on Psychobiology of Epilepsy. Epilepsy Behav., 10 ; 349–353, 2007.

C-2：発作間欠期精神病（交代性精神病含む）

東　英樹（名古屋市立大学精神科）

Dos

・レベチラセタム追加後に精神病症状が発症した場合は同剤の中止を検討する。
・急性期は抗精神病薬による治療を行いつつ，抗発作薬の調整を検討する。

1．疫学と予測因子

発作間欠期精神病の新規発症は1年間で0.42%であり[1]，発作間欠期精神病の有病率はてんかん患者の5.2%といわれている[2]。統合失調症患者のてんかんの発症は，一般人口と比較して有意に2～3倍多く，その双方向性の関係性が指摘されている[3]。精神病発症の予測因子として，精神病の家族歴の遺伝的素因と知的障害の報告がある[4]。

2．症状と診断

操作的診断基準では統合失調症様障害にほぼ該当する[5]。発作間欠期精神病の症状は統合失調症と比較して思考障害，感情の平板化が目立たないといわれる[1, 6]。側頭葉てんかんで多いとされるが，他の脳葉起始のてんかんでも起こりえる[7]。小児や知的障害では，攻撃性や焦燥などの行動変化が多い[8]。脳波異常の消失あるいは発作の消失と精神病発症の拮抗性を示す現象は，それぞれ強制正常化と交代性精神病という[9, 10]。抗てんかん発作薬開始後6ヶ月以内で精神病症状の発症頻度が増加するため，抗てんかん発作薬開始後の経過についても注意が必要であろう[4, 11]。

3．治療

交代性精神病は，抗精神病薬の追加よりも原因と思われる薬剤の中止で精神病症状が改善することが多い。レベチラセタムは中止により精神病症状が改善することが多く，中止を行うことが勧められる[12]。エトスクシミド，ゾニサミド，トピラマート，高容量のフェニトインと精神病発症の関連が指摘されており，これらの抗発作薬が処方されている際には，他の抗発作薬への変更を検討することが望ま

しい[13]。しかし発作に対して著効している場合は，変更が困難なこともあるため，統合失調症に準じて非定型抗精神病薬の使用を検討する[1,14]。エキスパートオピニオンはリスペリドン2～3mgから開始するのがよいとされる。したがって，急性期は抗精神病薬による治療を行いつつ，抗発作薬の調整を検討する[13]。酸化還元酵素であるシトクロムP450ファミリーを活性化するカルバマゼピン，フェニトイン，フェノバルビタール，プリミドンは酵素誘導型抗てんかん薬（enzyme-inducing AEDs：EIAEDs）といわれており，ほとんどすべての抗精神病薬の代謝を増強することを，精神病症状の治療の際には考慮する必要がある。てんかん発作の治療の際には，やむを得ない場合にのみEIAEDsを使用することを心がける。

4．予後

統合失調症に比べて，発作間欠期精神病は薬物反応性が良好といわれる[1]。精神病エピソードを反復したり，慢性精神病状態に移行したりする場合は，統合失調症の維持療法に準じて抗精神病薬を継続的に使用する[15]。

DON'Ts

・エトスクシミド，ゾニサミド，トピラマートおよびEIAEDsを安易に処方しない（精神病発症のリスクとその治療への影響を考慮する）。

文　献

1) Tadokoro, Y., Oshima, T. and Kanemoto, K. : Interictal psychoses in comparison with schizophrenia : A prospective study. Epilepsia, 48 ; 2345-2351, 2007.

2) Clancy, M.J., Clarke, M.C., Connor, D.J. et al. : The prevalence of psychosis

in epilepsy : A systematic review and meta-analysis. BMC Psychiatry, 14 ; 75, 2014.

3) Wotton, C.J. and Goldacre, M.J. : Coexistence of schizophrenia and epilepsy : Record-linkage studies. Epilepsia, 53 ; e71-74, 2012.

4) Akanuma, N., Adachi, N., Fenwick, P. et al. : Individual vulnerabilities to psychosis after antiepileptic drug administration. BMJ Neurol. Open, 2 ; e000036, 2020.

5) 日本てんかん学会編 : てんかん専門医ガイドブック改定第 2 版. 診断と治療社, 東京, p.315-352, 2020.

6) Slater, E., Beard, A.W. and Glithero, E. : The schizophrenialike psychoses of epilepsy. Br. J. Psychiatry, 109 ; 95-150, 1963.

7) Kanemoto, K., Tadokoro, Y. and Oshima, T. : Psychotic illness in patients with epilepsy. Ther. Adv. Neurol. Disord., 5 ; 321-334, 2012.

8) Engel, J.R. J. and Pedley, T.A. (eds.) : Epilepsy : A Comprehensive Textbook, 2nd eds. Lippincott Williams & Wilkins, Philadelphia, p.2113-2121, 2008.

9) Lorenz de Haas, A.M. (eds.) : Lectures on Epilepsia. Elsevier, Amsterdam, p.91-133, 1958.

10) Tellenbach, H. : Epilepsie als anfallsleiden und als psychose. Uber alternative psychosen paranoider pragung bei "forcierter normalisierung" (Landolt) des elektroenzephalogramms epileptischer. Nervenarzt, 36 ; 190-202, 1965.

11) Adachi, N., Onuma, T., Kato, M. et al. : Psychoses after an antiepileptic drug administration : Frequency, timing, and duration. Epilepsy Behav., 140 ; 109087, 2023.

12) Calle-López, Y., Ladino, L.D., Benjumea-Cuartas, V. et al. : Forced normalization : A systematic review. Epilepsia, 60 ; 1610-1618, 2019.

13) 松浦雅人 : 成人てんかんの精神医学的合併症に関する診断・治療. てんかん研究, 24 ; 74-77, 2006.

14) de Toffol, B., Trimble, M., Hesdorffer, D.C. et al. : Pharmacotherapy in patients with epilepsy and psychosis. Epilepsy Behav., 88 ; 54-60, 2018.

15) NICE : Psychosis and Schizophrenia in Adults : Prevention and Management. Clinical Guideline, 2014.

C-3：発作後精神病

朝山健太郎（朝山病院／日本医科大学精神神経科）

Dos

- 中等度以上の発作後精神病は危険行動を伴う場合があり，早期に鎮静・静穏化を図るためにベンゾジアゼピンを使用することを検討する。
- 発作後精神病により安全な医療提供が困難になる場合は，必要に応じて精神科病棟での対応も検討する。
- 難治のてんかんは発作後精神病を含めて精神症状を合併する頻度が高く，普段より自施設でどのような診療科連携を行うのか検討しておく。

1．発作後精神病とは

発作後精神病はてんかんに併存する発作周辺期精神症状の1つである。発作後精神病に限らず，てんかんには多くの精神症状の合併があり，総称として周辺期精神症状と呼ばれる（図1）。発作後精神病の典型的な経過は，てんかん発作（多くは全般性強直間代発作や焦点性発作の群発）の後に，"lucid interval（清明期）"と呼ばれる精神症状のない期間（数時間～1週間）の後に，気分高揚，誇大性（宗教的色彩を帯びることが多い），性的逸脱，過度な不安恐怖などを前景とした幻覚妄想状態を呈するものである。て

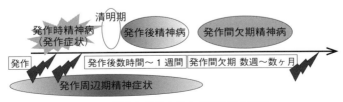

図1　発作と精神症状の出現時期の関係

んかんを伴わない統合失調症やてんかんに伴う発作間欠期精神病と比べて，被害妄想，対話性幻聴を示す頻度は少なく，従来の非定型内因性精神病（特にLeonhardの不安・恍惚精神病）の病態に近い[1]。発作後精神病はてんかん発作の群発が誘発要因であり，リスク因子として本人および家族の精神病エピソードの既往，側頭葉てんかん，二次性全般化発作，脳炎あるいは外傷の既往（多焦点性のてんかん）などが挙げられる。てんかんに伴う精神病症状の合併は7.6％，発作後精神病については2％というメタ解析の結果がある。ただし発作後精神病が軽症かつ自然軽快する場合は覚知されない可能性があり，実際はより高頻度で生じているのではないかとも考えられる[2]。

　臨床場面では発作後の意識混濁状態（発作後もうろう）での言動が幻覚妄想様であったり，清明期が判然としないまま発作後精神病に移行したりと，発作時症状と発作後症状の判断が判別困難な場合もある。発作時精神症状は不安，恐怖，幻聴，幻臭，異常感覚などがあり，精神病的な症状もあるが，あくまでもてんかん焦点に関連した局在症状である。難治の側頭葉てんかんや脳炎後の多焦点性のてんかんなどでは，発作症状と精神病症状の時間的関係が判然としないケースがあることに留意する必要がある。

2．発作後精神病への対応

　発作後精神病の症状は通常，1〜数日，多くは1週間以内に消退するが稀に1ヶ月程度持続する場合がある。精神病症状そのものは自然軽快する場合も多い。しかし一時的であっても気分高揚および精神運動興奮に伴い粗暴行為や自傷行為に至る場合があり，経過観察だけでは対応困難と

なる場合も想定し，必要に応じて精神科病棟への入院も検討する[3]。薬剤投与の方法は状態に応じて経口内服，静注，筋注といった投与経路を検討する。各施設での人的配置，施設の構造的環境により対応方法は異なるだろうが，ICUユニットや救急医療チームへのアクセスが容易な環境であれば，積極的なベンゾジアゼピン系薬剤の静注がより速やかな鎮静手段として選択できる。また，精神科病棟（特に精神科病院）の場合，呼吸循環動態の悪化への対応に制限があれば，物理的な行動制限（隔離や身体拘束）下での経過観察も必要となる。

単なる精神運動興奮だけではなく，もうろう状態を含む意識混濁が断続的に繰り返される場合は，非けいれん性てんかん重積の除外を要するため脳波検査（可能であれば持続脳波モニタリング）を検討する。一般的には，てんかん重積が強く疑われる場合は神経救急の領域での治療となるため，担当診療科（救急，神経内科，脳外科等）と診療連携をあらかじめ検討しておくとよいだろう。

3．治療

発作後精神病への対応は，**図2**にフローチャートを示す（文献[4]より改変）。

発作後精神病症状は一時的な症状の場合もあり経過観察で対応可能な場合もあるが，早期に静穏化することで悪化を防ぐことができる。発作後に気分高揚する様子が観察された場合には，早期にベンゾジアゼピン系薬剤の投与にて鎮静あるいは睡眠が得られることで病状の悪化が抑制できる場合が多い[5]。特に発作後精神病を繰り返したという既往が確認できていれば，発作直後にベンゾジアゼピン系薬

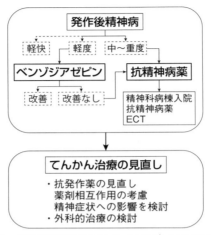

図2 発作後精神病治療方針(文献[4]を元に改変)

剤を予防的に投与することは臨床的には有効な手段と考える。投与薬剤は経口であればジアゼパム，クロナゼパム，ロラゼパム，クロバザム，経口投与が困難な場合は注射薬の静脈注射あるいは筋肉内注射となる。ベンゾジアゼピン系薬剤の注射薬でてんかん発作，てんかん重積に適用のあるものはジアゼパム，ロラゼパムであり各施設での使用状況により選択する。催眠作用を主眼におけば経口あるいは経静脈投与もフルニトラゼパムも選択肢の1つとなる。また，ミダゾラムは即効性があり抗けいれん作用も強いが，保険適応外であることに注意が必要である。

中等度から重度の精神病症状を呈する場合は，急性精神病性障害に準じて一時的に抗精神病薬を使用する。抗精神病薬への反応が乏しく激しい精神病性の興奮や幻覚妄想が持続する場合は，リスク／ベネフィットを慎重に判断し電気けいれん療法(ECT)も選択肢となる。

C てんかんの「併存精神症状」の治療を担当する 113

さらに，てんかんそのものが難治で発作後精神病を繰り返す症例では迷走神経刺激装置を含むてんかん外科治療も考慮し，てんかん拠点病院，てんかんセンターへのコンサルテーションも考える。

4. 薬物選択における注意

抗精神病薬によるけいれん誘発リスクは，一般的な使用量以下であれば問題ないため抗精神病薬を使用してよい。ただし，炭酸リチウムは"てんかん等により脳波異常を伴う場合"には禁忌であり，ゾテピンはけいれん閾値を低下させるため慎重投与となっている点には留意する。緊急性のある治療に用いることはないものの，クロザピンも"重度のけいれん性疾患又は治療により十分な管理がされていないてんかん患者"には禁忌となっているため，併用している場合には注意を要する。

なお易怒性や苛立ちを増悪させることが知られているレベチラセタム，ペランパネル[6]は静注薬もあり救急診療部門でけいれん発作抑制に頻用され，精神科にコンサルテーションの時点ですでに使用されていることが多い。救急搬送後の発作後精神病で精神科にコンサルテーションが来た際には，これらの薬剤投与による精神運動興奮の助長も常に念頭におく必要はある。とはいえ，てんかん発作に対する使用薬剤の選択肢の1つではあるため，てんかん治療としての有効性とのリスク／ベネフィットを常に考えて継続使用あるいは減薬，中止の判断をてんかん担当の診療科，可能であればてんかん専門医との検討が必要となる。

DON'Ts

・てんかんがあるからという理由で，精神症状に対する抗精神病薬の使用を躊躇してはいけない。

・てんかんに不慣れだからという理由で，精神病症状そのものへの対応に躊躇してはいけない。

文　献

1 ）兼本浩祐：てんかんに併存する精神病．精神医学，56；255-257, 2014.

2 ）Clancy, M.J., Clarke, M.C., Connor, D.J. et al.：The prevalence of psychosis in epilepsy：A systematic review and meta‐analysis. BMC Psychiatry, 14；75, 2014.

3 ）Teixeira, A.L.：Peri-ictal and para-ictal psychiatric phenomena：A relatively common yet unrecognized disorder. Curr. Top Behav. Neurosci., 55；171-181, 2022.

4 ）de Toffol, B., Trimble, M., Hesdorffer, D.C. et al.：Pharmacotherapy in patients with epilepsy and psychosis. Epilepsy Behav., 88；54-60, 2018.

5 ）Elliott, B., Joyce, E. and Shorvon, S.：Delusions, illusions, and hallucinations in epilepsy：Complex phenomena and psychosis. Epilepsy Res., 85；172-186, 2009.

6 ）Brodie, M.J., Besag, F., Ettinger, A.B. et al.：Epilepsy, antiepileptic drugs, and aggression：An evidence-based reviews. Pharmacol. Rev., 68；563-602, 2016.

C-4：うつ病

岸　泰宏（日本医科大学武蔵小杉病院精神科）

Dos

・診断にあたって，非定型な症状を示すことが多い点に留意。

・常に medication review を。

・うつ病の併存は特に自殺リスクが高まることに注意する。

---

1. はじめに

うつ病はてんかんの併存精神疾患として，最も多い障害のひとつである。有病率も高く，精神疾患を合併するてんかんを持つ患者（people with epilepsy：PWE）のシステマティック・レビュー（2008〜2018年に発表された報告）では，うつ病の併存は24.2%（気分障害とすると34.5%）と報告されている[1]。

PWEにおいて，うつ病と生活の質（quality of life：QOL）は特に関連が深い。てんかん発作がコントロールされているPWEのQOLは健常人と同等とされている[2]。一般的にはてんかん発作頻度が増えるとQOLは低下するとされているが，"うつ病"の併存がQOLに大きく寄与している。抗発作薬抵抗性の症例のQOLの検討では，発作頻度はQOLに影響を与えないが，うつ状態が重度なほどQOLが低下することが示されている[3]。本邦でもてんかんセンターを受診したPWEのQOLを調査したところ，てんかん発作の頻度ではなく，うつ病ならびにうつ病重症度がQOLの低下と独立して関連していることが示されている[4]。

2. うつ病診断

治療にあたっては，まず診断が大切となる。PWEに併存するうつ病は，一般的なうつ病と異なる特徴を持つため，診断に難渋されたり，見逃されたりすることがある。焦燥や攻撃性，不機嫌，気分の易変性，活力の低下といった症状が認められるなど，非定型な症状を示すことが多い。非定型のうつ病は50%にも上るとの報告もある[5]。発作間欠期不快気分障害と称される状態を呈する[6]。"性格の問題"ととらえられることも多く，誤診につながることも少なく

ない。見逃しにより，後述する"自殺"の危険性が高まるため，バイアスのない評価が必要となる。

うつ病発症の危険因子としては，てんかん発症年齢，発作期間などは関係が少ないとの報告が多い。男性に多いとの報告もあるが[7]，コンセンサスは得られていない。発作型としては，焦点起始発作が全般起始発作に比較して多い[8]。側頭葉てんかん症例では，特に内側側頭葉てんかんで危険性が高い。

興味深いことに，多くの研究から，うつ病とてんかんの双方向性の共通する病因・メカニズムが示唆されている。PWEにうつ病併存が多いことは述べたが，うつ病はてんかん発症の危険因子でもある。うつ病と診断された人が1年以内にてんかんを発症する危険性は2.5倍高くなることが，大規模なコホート研究で示されている[9]。

てんかん外科治療後にもうつ病の発症は頻繁に認められる。てんかん外科治療後の新たなうつ病発症率は5〜25%と報告されている[10]。危険因子としては，術前のうつ病歴，精神科家族歴，術後発作コントロール不良，老齢，男性などが挙げられている。術後3ヶ月が最大発症危険期間であり，徐々に発症は低下する[10,11]。一方で，メタアナリシスによると，てんかん外科治療により併存するうつ病・不安が65%改善，31%が悪化するとの報告もある[12]。術後の良好な発作コントロールとうつ病・不安改善の関連性が示唆されている。

3．自殺

精神疾患，特に"うつ病"への罹患が自殺への強い危険因子であることは周知されている。PWEでは，精神疾患の

合併がなく"てんかん罹患のみ"でも，自殺企図・既遂が高まることが多くの研究で報告されている。これは，てんかん・うつ病の共通した病因・メカニズムだけでなく，自殺行動もてんかんと共通した生物学的な病因・メカニズムが関与している可能性がある。スウェーデンの41年間の大規模観察研究において[13]，精神疾患の合併のないPWEの自殺既遂は健常人と比してOdds比は2.1と高い。精神疾患に合併していない場合でも，PWEの自殺には注意していく必要性が示されるが，うつ病を合併した場合にはOdds比は22.9と危険性が著明に高まる（非てんかん症例のうつ病の場合Odds比は9.9）[13]。したがって，PWEにうつ病が併存した場合には，特に自殺には注意していく必要がある。

　補足であるが，自殺とてんかんの共通した病因・メカニズムとして，てんかん発症前より自殺企図・既遂が増加する[13~15]。総合病院においては自殺企図症例のケアに携わることも多いが，フォロー期間中にてんかんの発症も留意しておく必要がある。また，抗発作薬使用と自殺行動の関連・危惧（2008年にFood and Drug Administration［FDA］よりアラート）は，大規模な調査により関連性は少ないとされている[16]。

4．薬剤誘発性のうつ状態

　抗発作薬を使用している場合には，medication reviewが重要となる。精神状態に影響を与えている薬剤がないかを必ず評価する。GABA系ならびにグルタミン系に影響を与える薬剤を使用していないか（バルビツレート，トピラマート，ゾニサミド，レベチラセタム，ペランパネルなど）の確認が必要である[17]。被疑薬として疑われる場合には，変

更を考慮する必要がある。

　また，気分安定作用のある薬剤（カルバマゼピン，バルプロ酸ナトリウム，ラモトリギンなど）が気分障害を寛解させていた可能性もあるため，最近中止されていないか？の確認も必要である。うつ病薬物治療中に酵素誘導のある抗発作薬（カルバマゼピン，フェニトイン，バルビツレートなど）が使用され，精神症状が出現した場合には，抗うつ剤の血中濃度低下による影響も考慮する必要がある。

5．治療

　結論から述べると，PWEに併存するうつ病治療に関しては，高いエビデンスを持った治療がないのが現状である。

　2021年にInternational League Against Epilepsy（ILAE）はうつ病の治療に関しての推奨を行っている[18]。軽症例では，非薬物療法（精神療法）を推奨している。薬物療法を望む患者や，過去に薬物療法に反応した患者，中等度以上のうつ病既往のある患者，非薬物療法で効果がなかった患者の場合には，SSRI（selective serotonin reuptake inhibitor）を第一選択薬として用いる。中等度以上のうつ病に関しては，SSRIによる薬物療法を行うようにしている。SSRIに反応が乏しい症例では，SNRI（ベンラファキシン）への変更が考慮される[18]。

　抗うつ剤使用により，けいれんを誘発することは少ない。米国のFDAに登録された臨床研究データを用いた調査では[19]，非てんかん症例への抗うつ剤使用（SSRI）はプラセボと比してけいれんを誘発することはないとしている。PWEに対しても，抗うつ剤使用によりけいれんが誘発されることはない[18]。ただし，けいれん誘発の点において避けるべ

C てんかんの「併存精神症状」の治療を担当する 119

き抗うつ剤としてはクロミプラミンとマプロチリンが挙げられている[19,20]。興味深いことに，抗うつ剤の使用はプラセボと比してけいれん誘発が少ない[19]。これは，先に述べたてんかんとうつ病の双方向性の共通の病因・メカニズムが関与していることが関係しているからかもしれない。

残念ながら，抗うつ剤の有効性については，限られたデータしかない。2021年のCochrane Review[21]では（ランダム化4研究，非ランダム化6研究：n＝626）うつ病反応率（重症度で50％以上改善）はランダム化研究で43〜82％，非ランダム化研究で24〜87％と幅があり，特定の薬剤・薬剤クラスの推奨は困難としている。

精神療法に関しては，メタアナリシスにおいて（13研究 n＝1,222）認知行動療法はうつ症状を軽減させ，かつQOLを改善することが認められている[22]。ただし，研究数が少なく，これも今後の研究が必要である。

重度うつ病が総合病院に紹介されることも多い。薬剤・精神療法に反応しない場合や自傷が切迫している症例には電気けいれん療法（ECT）も考慮される。ECTは抗けいれん作用もあることが知られており[23]，重積発作に対しての効果も経験的ならびにケース・シリーズ等より示されている[24]。したがって，ECTが適応となる症例に関しては，てんかん合併が問題となることは少ない。

DON'Ts

・焦燥・いらいら・気分の易変性を安易に"性格の問題"と捉えてはいけない。
・てんかん・うつ病・自殺の関連性を過小評価してはいけない。

文　献

1) Lu, E., Pyatka, N., Burant, C.J. et al. : Systematic literature review of psychiatric comorbidities in adults with epilepsy. J. Clin. Neurol. 17 ; 176-186, 2021.

2) Leidy, N.K., Elixhauser, A., Vickrey, B. et al. : Seizure frequency and the health-related quality of life of adults with epilepsy. Neurology, 53 ; 162-166, 1999.

3) Luoni, C., Bisulli, F., Canevini, M.P. et al. : Determinants of health-related quality of life in pharmacoresistant epilepsy : Results from a large multicenter study of consecutively enrolled patients using validated quantitative assessments. Epilepsia, 52 ; 2181-2191, 2011. (published Online First : 2011/12/06)

4) Kishi, Y., Takumi, I., Yamamoto, H. et al. : Patient complexity, depression, and quality of life in patients with epilepsy at an epilepsy center in Japan. Epilepsia Open, 7 ; 414－421, 2022. (published Online First : 20220531)

5) Mendez, M.F., Cummings, J.L. and Benson, D.F. : Depression in epilepsy. Significance and phenomenology. Arch. Neurol., 43 ; 766-770, 1986.

6) Blumer, D. : Dysphoric disorders and paroxysmal affects : Recognition and treatment of epilepsy－related psychiatric disorders. Harv. Rev. Psychiatry, 8 ; 8-17, 2000.

7) Strauss, E., Wada, J. and Moll, A. : Depression in male and female subjects with complex partial seizures. Arch. Neurol., 49 ; 391-392, 1992.

8) Kanner, A.M. : Depression in epilepsy : Prevalence, clinical semiology, pathogenic mechanisms, and treatment. Biol. Psychiatry, 54 ; 388-398, 2003.

9) Hesdorffer, D.C., Ishihara, L., Mynepalli, L. et al. : Epilepsy, suicidality, and psychiatric disorders : A bidirectional association. Ann. Neurol., 72 ; 184-191, 2012. (published Online First : 20120807)

10) Foong, J. and Flugel, D. : Psychiatric outcome of surgery for temporal lobe epilepsy and presurgical considerations. Epilepsy Res., 75 (2-3) ; 84-96, 2007. (published Online First : 20070628)

11) Garcia, C.S. : Depression in temporal lobe epilepsy : A review of prevalence, clinical features, and management considerations. Epilepsy Res. Treat., 2012 ; 809843, 2012. (published Online First : 20111201)

12) Ploesser, M., McDonald, C., Hirshman, B. et al. : Psychiatric outcomes after temporal lobe surgery in patients with temporal lobe epilepsy and comorbid psychiatric illness : A systematic review and meta-analysis. Epilepsy Res., 189 ; 107054, 2023. (published Online First : 20221125)

C てんかんの「併存精神症状」の治療を担当する　121

13) Fazel, S., Wolf, A., Långström, N. et al. : Premature mortality in epilepsy and the role of psychiatric comorbidity : A total population study. Lancet, 382 ; 1646-1654, 2013. (published Online First : 20130722)

14) Hesdorffer, D.C., Ishihara, L., Webb, D.J. et al. : Occurrence and recurrence of attempted suicide among people with epilepsy. JAMA Psychiatry, 73 ; 80-86, 2016.

15) Adelöw, C., Andersson, T., Ahlbom, A. et al. : Hospitalization for psychiatric disorders before and after onset of unprovoked seizures/epilepsy. Neurology, 78 ; 396-401, 2012. (published Online First : 20120125)

16) Arana, A., Wentworth, C.E., Ayuso-Mateos, J.L. et al. : Suicide-related events in patients treated with antiepileptic drugs. N. Engl. J. Med., 363 ; 542-551, 2010.

17) Kanner, A.M. and Bicchi, M.M. : Antiseizure medications for adults with epilepsy : A review. JAMA, 327 ; 1269-1281, 2022.

18) Mula, M., Brodie, M.J., de Toffol, B. et al. : ILAE clinical practice recommendations for the medical treatment of depression in adults with epilepsy. Epilepsia, 63 ; 316-334, 2022. (published Online First : 20211205)

19) Alper, K., Schwartz, K.A., Kolts, R.L. et al. : Seizure incidence in psychopharmacological clinical trials: an analysis of Food and Drug Administration (FDA) summary basis of approval reports. Biol. Psychiatry, 62 ; 345-354, 2007. (published Online First : 2007/01/16)

20) Villanueva, V., Artal, J., Cabeza-Alvarez, C.I. et al. : Proposed recommendations for the management of depression in adults with epilepsy : An expert consensus. Neurol. Ther., 12 ; 479-503, 2023. (published Online First : 20230124)

21) Maguire, M.J., Marson, A.G. and Nevitt, S.J. : Antidepressants for people with epilepsy and depression. Cochrane Database Syst. Rev., 4 ; Cd010682, 2021. (published Online First : 20210416)

22) Choudhary, N., Kumar, A., Sharma, V. et al. : Effectiveness of CBT for reducing depression and anxiety in people with epilepsy : A systematic review and meta-analysis of randomized controlled trials. Epilepsy Behav., 151 ; 109608, 2024. (published Online First : 20240105)

23) Coffey, C.E., Lucke, J., Weiner, R.D. et al. : Seizure threshold in electroconvulsive therapy (ECT) II. The anticonvulsant effect of ECT. Biol. Psychiatry, 37 ; 777-788, 1995.

24) San-Juan, D., Dávila-Rodríguez, D.O., Jiménez, C.R. et al. : Neuro-modulation techniques for status epilepticus : A review. Brain Stimul., 12 ; 835-844, 2019. (published Online First : 20190421)

C-5：神経発達症・知的障害

岩城弘隆（道央佐藤病院精神科）

Dos

・てんかんと知的障害・発達障害の両方を包括的に評価し，治療計画を立てる。

・特に精神症状の副作用への警戒を強化し，定期的にモニタリングを行う。

・介護者に対する支援と教育を提供し，介護者の QOL を考慮する。

1．はじめに

てんかんには知的障害，神経発達症が高率で合併することが知られている。そのため，精神科医は診断書の作成や精神症状の治療を行いながら，これらの障害にも対応する必要がある。しかし，てんかんや知的・発達障害を専門にする医師は少なく，特に両方を同時に診ることができる精神科医はさらに限られる。この項では，てんかんと知的・発達障害の合併について，実臨床での対応や注意点を解説する。

2．てんかんと知的障害

知的障害は，精神遅滞とも表される知的発達の障害である。「精神疾患の診断・統計マニュアル第5版（DSM-5）」では，「知的能力障害（intellectual disability）」とされ，ICD-11では「知的発達症（disorders of intellectual development）」と名称が変更されたが，本稿では日本で一般に使用されている知的障害を使用する。知的障害は，運動機能や知的能

力に深刻な影響を及ぼし，重症例では有病率が高まる[1,2]。特に，知的障害全体の約1/4の症例でてんかんを合併するとされる。

知的障害を持つてんかん患者の治療では，発作が止まりにくい症例が多く，多剤併用が必要になる場合がある。その結果，薬物療法の副作用が出現しやすくなる。知的障害の患者で特にリスクが上がる副作用について表1に記載した[3]。副作用の中でも，易怒性・易刺激性などの精神症状は，患者だけでなく介護者のQOLにも大きな悪影響を与える[4]。特にレベチラセタムやペランパネルなどの薬剤は，これらのリスクを40％前後まで高める可能性がある[5,6]。ガバペンチン，ラコサミド，ラモトリギンといった精神的副作用が少ない薬剤でも，知的障害を持つ患者には易怒や興奮のリスクがある[7,8]。

また，知的障害患者は活動性が低く，肥満になりやすい[9]。バルプロ酸やペランパネルによる体重増加のリスクも高い[10,11]。これらの事実は，治療計画を立てる際に重要であり，副作用に対して特に注意深く対応する必要がある。

知的障害を合併したてんかん患者の治療においては，患者だけでなく介護者の存在も重要な考慮事項である。介護者のQOLは，患者の状態だけでなく治療方法によっても大きく左右される[12]。臨床現場において副作用が軽視されがちな現状があり[13]，患者と介護者の生活の質を維持，向上させるためには，副作用への対応が鍵となる[14]。

3．てんかんと神経発達症

神経発達症（発達障害）は，様々な先天的要因によって乳児期から幼児期にかけて特性が現れる脳機能の発達遅れ

124

表 1 各抗てんかん薬（AED）の副作用と知的障害患者でリスクの変わる副作用[3]

薬剤名	主な副作用	知的障害でリスクが変わる副作用
カルバマゼピン	めまい，発疹，眠気，低Na血症	
バルプロ酸ナトリウム	体重増加，振戦，肝障害 高アンモニア血症	体重増加のリスク上昇（中等度知的障害） 骨粗鬆症による骨折のリスク上昇
フェノバルビタール	発疹，眠気，認知機能低下	行動異常が出現するときがある
クロバザム	眠気，流延，めまい，発疹	行動異常が出現するときがある
クロナゼパム	眠気，流延，めまい，発疹	行動異常が出現するときがある
フェニトイン	めまい，複視，発疹，小脳萎縮，歯肉増殖	
ゾニサミド	幻覚妄想，抑うつ，体重減少，発汗減少，尿路結石，発疹	認知機能低下のリスク増大の可能性
ガバペンチン	眠気，めまい，体重増加	易怒・興奮が出現するときがある
トピラマート	眠気，体重減少，発汗減少，尿路結石，発疹	体重減少のリスク減少（知的に重いとよりリスクが低下），認知機能低下のリスクの増大 尿路結石ができやすくなる可能性
ラモトリギン	発疹，めまい	稀に行動異常が出現
レベチラセタム	易怒・興奮，眠気	易怒性・興奮の出現リスクの著明な上昇
ペランパネル	めまい，眠気，易怒興奮，体重増加，転倒	易怒性・興奮の出現リスクの著明な上昇 体重増加のリスク上昇の可能性
ラコサミド	めまい，眠気	易怒・興奮が出現するときがある

や偏りである。この分類は，ICD-10やDSM-Ⅳで自閉性障害（自閉症）やアスペルガー症候群を含む広汎性発達障害とされ，脳機能発達の障害と位置づけられた。2013年のDSM-5では，広汎性発達障害は自閉スペクトラム症と改称され，注意欠如・多動症（attention-deficit/hyperactivity disorder：ADHD）や限局性学習症とともに神経発達症の下位分類に含まれた。

　発達障害とてんかんの合併率は一般に高い。特に，12歳から16歳の自閉スペクトラム症やADHDを持つ児童に関する研究では，てんかんの合併率が30～40％前後であると報告されている[15, 16]。また，てんかん患者の中には，高い割合で自閉スペクトラム症やADHDが見られることがある[17, 18]。これは，遺伝的共通点が原因であると考えられている[18]。さらに，後天的な影響，例えば前頭葉や側頭葉てんかんでは，発達や情緒に関連する部位を巻き込むため，認知機能異常や行動異常が頻繁に見られる[3]。結節性硬化症関連神経精神症状（tuberous sclerosis associated neuropsychiatric disorders：TAND）やDravet症候群やLennox-Gastaut症候群などは，知的障害だけでなく，神経発達症へ進行する可能性もある[19, 20]。

　薬剤による行動変化もてんかん患者が発達障害を持つように見える原因となり，臨床現場での注意が必要である。実臨床では，患者が持つ発達障害の特性を先天的なものか，後天的なものか，または薬剤によるものかの判定が非常に難しい。てんかん治療中は発作治療が優先されがちであり，発達障害に伴う知的・行動上の困難が適切に評価されないことがある。このような場合，患者は精神科に紹介されることもある。さらに，患者本人の言語化が困難なケースも

あり，薬剤の効果だけでなく副作用の評価も困難である。知的障害の項目で述べたように，薬剤の行動面への副作用を考慮した抗てんかん薬の選択が望ましい。

4．おわりに

知的障害・発達障害のてんかん合併は多い。治療では，患者だけでなく介護者のQOLにも着目し，発作だけでなく知的・発達特性も考慮する必要がある。また，易怒・興奮などの精神症状の副作用はしばしば軽視されがちである。てんかん治療を精神科医が担当する場合，これらの副作用に特に留意するべきである。

DON'Ts

・発作の治療だけに焦点を当てない。

・てんかん治療のみに注目してはいけない。同時に知的障害や発達障害に関連する認知と行動の支援を提供すべきである。

・患者の意見と困難を理解しないままに治療計画を立案してはいけない。

文　献

1) McGrother, C.W., Bhaumik, S., Thorp, C.F. et al. : Epilepsy in adults with intellectual disabilities : Prevalence, associations and service implications. Seizure, 15 ; 376–386, 2006.

2) Nakada, Y. : An epidemiological survey of severely mentally and physically disabled children in Okinawa. Brain Dev., 15 ; 113–118, 1993.

3) 岩城弘隆，兼子直：知的障害を伴うてんかんの薬物療法．精神神経学雑誌，121；24–29，2019.

4) Gutierrez-Angel, A.M., Martinez-Juarez, I.E., Hernandez-Vanegas, L.E. et al. : Quality of life and level of burden in primary caregivers of patients with epilepsy : Effect of neuropsychiatric comorbidity. Epilepsy Behav., 81 ; 12–17, 2018.

5) Glauser, T.A., Pellock, J.M., Bebin, E.M. et al. : Efficacy and safety of levetiracetam in children with partial seizures : An open-label trial. Epilepsia, 43 ; 518–524, 2002.

C　てんかんの「併存精神症状」の治療を担当する　127

6) Snoeijen‒Schouwenaars, F.M., van Ool, J.S., Tan, I.Y. et al. : Evaluation of perampanel in patients with intellectual disability and epilepsy. Epilepsy Behav., 66 ; 64‒67, 2016.

7) Beran, R.G. and Gibson, R.J. : Aggressive behaviour in intellectually challenged patients with epilepsy treated with lamotrigine. Epilepsia, 39 ; 280‒282, 1998.

8) Brenner, J., Majoie, H.J.M., van Beek, S. et al. : The retention of lacosamide in patients with epilepsy and intellectual disability in three specialised institutions. Seizure, 52 ; 123‒130, 2017.

9) Maiano, C. : Prevalence and risk factors of overweight and obesity among children and adolescents with intellectual disabilities. Obes. Rev., 12 ; 189‒197, 2011.

10) Tanamachi, Y., Saruwatari, J., Noai, M. et al. : Possible associateon between moderate intellectual disability and weight gain in valproic acid‒treated patients with epilepsy. Neuropsychiatr. Dis. Treat., 11 ; 1007‒1014, 2015.

11) Iwaki, H., Jin, K., Sugawara, N. et al. : Perampanel‒induced weight gain depends on level of intellectual disability and its serum concentration. Epilepsy Res., 152 ; 1‒6, 2019.

12) Baker, G.A., Jacoby, A., Buck, D. et al. : Quality of life of people with epilepsy : A European study. Epilepsia, 38 ; 353‒362, 1997.

13) Leunissen, C.L., de la Parra, N.M., Tan, I.Y. et al. : Antiepileptic drugs with mood stabilizing properties and their relation with psychotropic drug use in institutionalized epilepsy patients with intellectual disability. Res. Dev. Disabil., 32 ; 2660‒2668, 2011.

14) Wheless, J.W. : Intractable epilepsy : A survey of patients and caregivers. Epilepsy Behav., 8 ; 756‒764, 2006.

15) Anukirthiga, B., Mishra, D., Pandey, S. et al. : Prevalence of epilepsy and inter‒ictal epileptiform discharges in children with autism and attention‒deficit hyperactivity disorder. Indian J. Pediatr., 86 ; 897‒902, 2019.

16) Cohen, R., Senecky, Y., Shuper, A. et al. : Prevalence of epilepsy and attention‒deficit hyperactivity (ADHD) disorder : A population‒based study. J. Child Neurol., 28 ; 120‒123, 2013.

17) Ettinger, A.B., Ottman, R., Lipton, R.B. et al. : Attention‒deficit/hyperactivity disorder symptoms in adults with self‒reported epilepsy : Results from a national epidemiologic survey of epilepsy. Epilepsia, 56 ; 218‒224, 2015.

18) Buckley, A.W. and Holmes, G.L. : Epilepsy and autism. Cold Spring Harb Perspect Med., 6 ; a022749, 2016.

19) de Vries, P.J., Heunis, T.M., Vanclooster, S. et al. : International consensus recommendations for the identification and treatment of

tuberous sclerosis complex-associated neuropsychiatric disorders (TAND). J. Neurodev. Disord., 15 ; 32, 2023.

20) He, N., Li, B.M., Li, Z.X. et al. : Few individuals with Lennox-Gastaut syndrome have autism spectrum disorder : A comparison with Dravet syndrome. J. Neurodev. Disord., 10 ; 10, 2018.

C-6：高次脳機能障害・性格変化

辻　富基美（わかやま友田町クリニック）

Dos

・高次脳機能障害・性格変化を主要因とする精神症状・行動障害を把握する。
・行動障害の出現パターンを把握し，行動化しない環境の構造化を目指す。
・薬物療法が必要な場合，まず抗てんかん薬や気分安定薬を考慮し，不穏や攻撃性がおさまらない場合に非定型抗精神病薬を考える。

1．てんかんに併存する高次脳機能障害

てんかんがある患者は，その原因疾患や併存症により高次脳機能障害を併存する場合が多い。高次脳機能障害による症状と非けいれん性てんかん重積・発作後もうろう状態などの発作症状やてんかん発作と関連する精神症状等とを鑑別する必要がある。高次脳機能障害の特性は原因疾患の発症後，後遺症として一定の症状が継続するのに対して，てんかんに関連する精神症状はてんかん発作，抗てんかん薬等により変動することが多い。目の前の精神症状が高次脳機能障害による症状か，てんかん関連の症状であるかの鑑別には，出現様式，環境要因などの背景，服用薬物等の

多要因を吟味した上で判断する必要がある。加えて，両者が併存し複雑な病態となっている場合も稀ならず存在する。

高次脳機能障害とは，精神科，脳神経内科，脳神経外科などで用いられていた脳梗塞後遺症，頭部外傷後遺症，器質性精神障害などを含むわが国特有の行政用語として使用された経緯がある[1]。高次脳機能障害の症状は，記憶障害，注意障害，遂行機能障害，社会的行動障害の4領域に分類され，前の3つの障害は脳の特定のネットワークの損傷がその神経基盤として想定されているが，社会的行動障害は脳との明確な対応関係があるものではなく，様々な問題行動の総称である[1]。巣症状がわかりづらい前頭葉損傷の行動障害では，遂行機能障害と社会的行動障害がみられ，それらを遂行機能障害・意欲低下（アパシー）・脱抑制の3症候群に分類できる[1]。狭義の神経症状とは区別される遂行機能障害，社会的行動障害は身体科治療にて重要視されない場合があり，精神科医療が関わる必要がある。てんかんを持つ患者にもこうした高次脳機能障害を併存している場合には，全人的なケアのためにその症状を把握する必要がある。

2．てんかんに併存する性格障害

一般的な意味で，てんかんに併存する性格障害は存在しないとされている。一方，一部の側頭葉てんかんのある人の中には，粘着性，爆発性があり，正義感が強く，また，宗教や哲学など神秘性，抽象性への固執といった性格ないし性格変化があるといわれ，若年ミオクロニーてんかんのある人は，天真爛漫で刹那的な行動に出やすく，大事なことがおろそかになるような性格がみられることが知られて

いる[2]。疫学研究としてのてんかん性格に関する多くの研究では，てんかん群は正常対照群との比較にて顕著な差異を示したものはなく[2]，結果の点数分布をみても，正常反応を示す人の割合にてんかんと対照群で大きな違いはない。複数の研究で「神経症傾向」に軽度の有意差を示したが，この項目は随伴精神症状の影響を受けやすいとの指摘がある[2]。てんかんのある大多数の人の性格は，随伴精神症状を除けば一般の人とさほど変わらないと考えられる[2]。つまり，てんかん性格の多くは正常偏位であり，明らかに社会適応を妨げている場合にはパーソナリティ症の併存と診断して対応するのが妥当と考えられる[3]。

3．社会的行動症状への対応

高次脳機能障害，パーソナリティ症を伴う場合，精神科医には社会的行動症状への対応が求められることが多い。中等症以上の社会的行動障害を持つ場合は，それが病態の中核と考え，てんかんは併存症の一つとしてとらえる程度とし，生活を支援する枠組みを考慮する。1日の予定や週間予定などの生活リズムの確立が，治療目標かつ治療方針となる。それぞれの症例に応じた行動療法や薬物療法を考える[1]。具体的には，まずどのようなきっかけで問題となる社会的行動障害が生じるか記録し分析する。例えば，アパシーの場合は促しがあれば行動が増えるのか，脱抑制の場合は攻撃対象が特定の人物かなどである。そうした個人に合わせた対応，特に周囲の環境や生活への働きかけや薬物療法を個別に行う（**表1**）。こうした方針を医療関係者，福祉関係者，家族等の支援者と共有し，多職種チームとして対応するのが理想である。

C　てんかんの「併存精神症状」の治療を担当する　131

表 1　社会的行動障害への対応（文献[1]より作表）

	症状評価の注目点	対応のポイント	薬物療法
アパシー	促しがあると行動が増えるか	自発行動にこだわりすぎない 生活，行動化のパターン化を目指す	うつ合併では抗うつ薬
脱抑制	攻撃対象は特定の人物か	失敗する状況を減らす	気分安定薬等が一定の効果も
遂行機能障害	心理検査 遂行機能の評価 実際の行動面での評価 見守りがあれば可能か 等		効果期待できず

　ただし，てんかん発作による精神症状への影響には注意が必要である。てんかん発作が群発後に行動障害が増悪する，逆にてんかん発作が一定期間抑えられた後に行動症状が増悪する際は，てんかん発作による精神症状が関与している可能性がある。前者は抗てんかん薬の強化，後者は減弱により行動症状が軽減できる場合がある。

4．興奮や易怒性がある場合の薬物療法

　高次脳機能障害を伴うてんかん患者での興奮や易怒性に対処が求められる場合，まずは前項目の非薬物療法を行うが，より早急な対応が求められる場合は薬物療法を考慮する。

　情緒障害に対する薬剤としては，抗てんかん薬や気分安定薬としてカルバマゼピン，バルプロ酸，ラモトリギンが挙げられる。カルバマゼピン，バルプロ酸は抗てんかん効果が期待できる血中濃度まで上げることなく，気分安定の効果が期待できる[4]。なお，炭酸リチウムはてんかんのある

患者には脳波異常を増悪させることがあるため禁忌となっている。脳外傷を専門に診療している医師は，興奮や易怒性，焦燥に対する薬剤選択においては，バルプロ酸を選択することが多く，興奮や易怒性の根底にうつ症状があることを想定して抗うつ薬が選択されており[5]，これらの意見は高次脳機能障害を伴うてんかん患者に関しても適応できる。

抗てんかん薬や気分安定薬の投与で改善がない場合，あるいは早急に鎮静が必要な場合には，抗精神病薬の追加も考慮する[4]。ふらつきや眠気，パーキンソン症状，過鎮静を抑えるために，抗精神病薬の種類，用量を薬物動態や各受容体への親和性から選択する。例えば高齢者の場合は血中半減期や最大血中濃度時間が短いリスペリドン内用液，ペロスピロン，クエチアピンを，錐体外路症状が出現しやすい症例ではセロトニン受容体への親和性が相対的に高いリスペリドン，ペロスピロン，オランザピン，クエチアピンを，鎮静を期待する場合にはヒスタミン受容体が相対的に高いオランザピン，クエチアピンを考慮できる[4]。高次脳機能障害による興奮，攻撃性に対して抗精神病薬は，厳密なランダム化比較試験によるエビデンスはなく，保険適応外であることには注意が必要である。

DON'Ts

・社会的問題行動への対応から逃げない。
・精神科医一人で問題に対応しようとしない。多職種チームでの対応を忘れない。
・行動障害が生じる要因を探索する労力を惜しんではいけない。

文　献

1）村井俊哉：高次脳機能障害の臨床―特に社会的行動障害について―. Jpn J. Rehabil. Med., 55；46-51, 2018.
2）山田了士：てんかん性性格―あるかないか―. Epilepsy, 6；51-54, 2022.
3）松浦雅人：なぜ，てんかん性格という言葉は偏見のもととなったのか―歴史的経緯―. 精神科治療学, 37；583-596, 2022.
4）先崎章：高次脳機能障害に対する薬物療法―脳外傷を中心に―. Medical Rehabilitation, 153；53-57, 2013.
5）Francisco, G.E., Walker, W.C., Zasler, N.D. et al.：Pharmacological management of neurobehavioural sequelae of traumatic brain injury：A survey of current physiatric practice. Brain Injury, 21；1007-1014, 2007.

C-7：抗てんかん発作薬に関連する精神症状

上西優介（和歌山県立医科大学神経精神科）

Dos

・精神症状のリスクがある患者に抗てんかん発作薬を処方する場合は，精神症状への影響を考慮して薬剤を選択する。
・抗てんかん発作薬による精神症状を疑う場合は減量，中止，変薬を考慮する。

1．抗てんかん発作薬と精神症状

　てんかん患者では，正常人口と比較してうつ病，神経症，精神病などの精神疾患の発症率が，5〜10倍高いことが知られており，これがQOLに大きく影響することが示されている[1,2]。てんかんに併存する精神症状の原因は，てんかん病態に関連するもの，心理社会的要因に関連するもの，治療に関連するものなど多様であり，原因を特定すること

は容易ではない。抗てんかん発作薬による精神症状が，どのような背景の患者で発症しやすいのか，精神症状に違いがあるのかを把握しておくことは，治療選択の判断において重要である。

抗てんかん発作薬は，いらいら，怒り，攻撃性，抑うつなどの精神的副作用を引き起こすことがある[3]。従来から使用されていた抗てんかん発作薬では，エトスクシミドが幻覚妄想や抑うつ，高用量のフェニトイン，フェノバルビタール，プリミドンが易刺激性や精神病症状と関連することが知られていた。近年，身体的副作用や薬物相互作用が少ない新規抗てんかん薬が広く普及したが，精神症状の副作用は少なくないことが明らかになってきている[2]。トピラマートが認知機能障害（mental slowing）や抑うつ・幻覚妄想，レベチラセタムやペランパネルは易刺激性や攻撃性・抑うつなどを引き起こし，臨床でしばしば問題となる。また，ラモトリギンやガバペンチンは一般に精神安定効果があるとされるが，知的障害や小児の症例などでは時に精神的に不安定化する場合もある。各抗てんかん発作薬の精神症状の影響を**表1**にまとめた。

抗てんかん発作薬の精神的副作用のリスクとして，精神疾患の既往，精神疾患の家族歴，急速な増量，知的障害，発達障害，難治てんかん，辺縁系発作などが挙げられる[2, 4]。近年の研究では，抗てんかん発作薬による精神的副作用を経験した患者は他の抗てんかん発作薬でも精神的副作用が出現する可能性が高いことが示されている[5]。

2．精神障害併存例での抗てんかん発作薬の選択

日本神経学会より刊行されたてんかん診療ガイドライン

C　てんかんの「併存精神症状」の治療を担当する　135

表1　抗てんかん発作薬の精神面への作用（文献[3]より一部改変）

	ポジティブ	ネガティブ
PB，PRM		多動，易刺激性，攻撃性（小児，知的障害）
PHT	気分安定？	精神病（高濃度）
ESM		精神病
ベンゾジアゼピン	抗不安	多動，易刺激性，攻撃性（小児，高齢者，知的障害）
CBZ	気分安定	
VPA	気分安定	
ZNS		精神病，抑うつ，易刺激性
LTG	気分安定，抗うつ？	多動，易刺激性，攻撃性（知的障害）
GBP	抗不安	多動，易刺激性，攻撃性（小児，知的障害）
TPM	抗衝動性，抗うつ？	抑うつ，精神病，易刺激性
LEV		易刺激性，攻撃性，抑うつ，精神病
LCM		
PER		易刺激性，攻撃性，抑うつ

PB：フェノバルビタール，PRM：プリミドン，PHT：フェニトイン，ESM：エトスクシミド，CBZ：カルバマゼピン，VPA：バルプロ酸ナトリウム，ZNS：ゾニサミド，LTG：ラモトリギン，GBP：ガバペンチン，TPM：トピラマート，LEV：レベチラセタム，LCM：ラコサミド，PER：ペランパネル

表2　精神障害併存例の選択薬（文献[4]より引用）（表中の略語は，表1を参照）

	うつ病性障害	双極性障害	不安障害	精神病性障害
使用を避ける	PB, PRM, ZNS, TPM, LEV	－	LTG, LEV	PHT, ESM, ZNS, TPM, LEV
使用を考慮してよい	LTG	PHT, CBZ, LTG, OXC	CZP, CLB, GBP	－

2018では，各抗てんかん発作薬の精神症状への影響を考慮して，精神障害の併発がある場合の薬剤選択について記述している。**表2**に詳細を示す。特にうつ病性障害ではフェ

ノバルビタール，プリミドン，ゾニサミド，トピラマート，レベチラセタムを避け，ラモトリギンを考慮することを推奨している。精神病性障害ではフェニトイン，エトスクシミド，ゾニサミド，トピラマート，レベチラセタムの使用を避けるべきである。

ガイドラインではラモトリギンはうつ病への使用を推奨する一方，不安障害への使用を避けるべきと記載されているが，実際にはパニック症，強迫性障害，外傷後ストレス障害で症状改善効果が報告されており，不安惹起作用のリスクは低いと考えられる[6~9]。

バルプロ酸は抗躁効果が確認されており，日本うつ病学会のガイドラインでも躁病エピソードの第一選択薬の一つとされている。他の選択薬である炭酸リチウムと非定形抗精神病薬は発作閾値を下げるリスクがあり，てんかん患者の躁状態の治療にはバルプロ酸が適している[10,11]。

精神症状のリスクのある薬剤の使用時は，患者および家族・介護者に対して，精神症状が発生する可能性を事前に伝えておくことが重要である。これにより，本人や家族が精神症状の出現に気づきやすくなり，症状が出現した場合の初期対応を円滑に行える[3]。トピラマートでは低用量から開始し少量ずつ増量することで，精神症状の副作用の発症率を低下させることが示されている[12]。

3．抗てんかん発作薬による精神症状が疑われたときの対応

精神科実臨床では，てんかん患者の精神症状の出現や悪化に遭遇することが多く，その際には抗てんかん発作薬との関連を疑う必要がある。抗てんかん発作薬の使用と精神症状との因果関係は厳密に確定することは難しいが，投与

C　てんかんの「併存精神症状」の治療を担当する　137

前後での症状変化からその関連性を推定する。薬剤の変更
後に精神症状が改善することで，副作用であったことが明
らかになる場合も多い。

　精神症状との関連が示唆される抗てんかん発作薬が使用
されている場合は，該当薬剤の減量や変更を考慮する。特
にフェニトイン，ペランパネルなど，用量依存性に副作用
が出現する薬剤は減量を選択肢に含める[13~15]。

　抗てんかん発作薬を変更する場合，代替薬は発作類型を
基準に，精神症状への影響を考慮した代替薬を選択する。
これにより実臨床で頻用される選択薬は限られる。

　特発性全般てんかんでは，レベチラセタムやペランパネ
ル，ゾニサミド，トピラマートが易刺激性や抑うつなどの
原因になっていることが多く，代替薬にはラモトリギン，
バルプロ酸が考えられる。ラモトリギンは妊娠可能な女性
に適するが，薬疹のリスクがあり増量に時間がかかる。バ
ルプロ酸は薬効が速いが，催奇形性がある[16,17]。

　焦点てんかんでは，カルバマゼピン，ラモトリギン，ラコ
サミドが代替薬として一般的である。カルバマゼピンとラ
モトリギンは精神安定作用を有するが，薬疹が出現する可
能性がある。ラコサミドは副作用や相互作用が少ないが，
精神安定作用は明確ではない[17]。

DON'Ts

・抗てんかん発作薬による精神症状を過小評価しない。
・精神症状が出現したときは抗てんかん発作薬の影響を検
　討し，漫然と処方を継続しない。

文　献

1 ）Schmitz, B. : Depression and mania in patients with epilepsy. Epilepsia,

46（Suppl.4）；45-49, 2005.

2）西田拓司：抗てんかん薬と精神症状. 精神神経学雑誌, 121；19-23, 2019.

3）兼本浩祐, 西田拓司, 長谷川直哉：てんかん患者の精神症状とその対応―新規抗てんかん発作薬の有害事象としての精神症状の特徴―. BRAIN and NERVE, 75；375-389, 2023.

4）日本神経学会監修,「てんかん診療ガイドライン」作成委員会編：てんかん診療ガイドライン. 医学書院, 東京, p.32-33, 2018.

5）Chen, B., Choi, H., Hirsch, L.J. et al.：Cross-sensitivity of psychiatric and behavioral side effects with antiepileptic drug use. Seizure, 62；38-42, 2018.

6）原広一郎：Lamotoriginの向精神作用. 精神科治療学, 34；1369-1375, 2019.

7）Bruno, A., Mico, U., Pandolfo, G. et al.：Lamotrigine augmentation of serotonin reuptake inhibitors in treatment-resistant obsessive-compulsive disorder：A double-blind, placebo-controlled study. J. Psychopharmacol., 26；1456-1462, 2012.

8）Masdrakis, V.G., Papadimitriou, G.N. and Oulis, P.：Lamotrigine administration in panic disorder with agoraphobia. Clin. Neuropharmacol., 33；126-128, 2010.

9）Hertzberg, M.A., Butterfield, M.I., Feldman, M.E. et al.：A preliminary study of lamotrigine for the treatment of posttraumatic stress disorder. Biol. Psychiatry, 45；1226-1229, 1999.

10）日本うつ病学会監修, 気分障害の治療ガイドライン検討委員会双極性障害委員会編：日本うつ病学会診療ガイドライン―双極症―. 医学書院, 東京, p.41-57, 2023.

11）櫻井高太郎：バルプロ酸の向精神作用. 精神科治療学, 34；1401-1406, 2019.

12）Biton, V., Edwards, K.R., Montouris, G.D. et al.：Topiramate titration and tolerability. Ann. Pharmacother., 35；173-179, 2001.

13）Ettinger, A.B., LoPresti, A., Yang, H. et al.：Psychiatric and behavioral adverse events in randomized clinical studies of the noncompetitive AMPA receptor antagonist perampanel. Epilepsia, 56；1252-1263, 2015.

14）Trimble, M.R.：Anticonvulsant drugs and cognitive function：A review of the literature. Epilepsia, 28（Suppl.3）；37-45, 1987.

15）加藤昌明：Phenytoinの認知・行動への影響. 精神科治療学, 34；1385-1390, 2019.

16）Chen, B., Choi, H., Hirsch, L.J. et al.：Psychiatric and behavioral side effects of antiepileptic drugs in adults with epilepsy. Epilepsy Behav., 76；24-31, 2017.

17）兼本浩祐：抗てんかん薬のプラスとマイナスの向精神作用―全体の俯瞰―. 精神科治療学, 34；1345-1349, 2019.

C-8：てんかん外科治療に関連する精神症状

岸　泰宏（日本医科大学武蔵小杉病院精神科）

Dos

・術後精神症状発症の危険予測のため，ルーチンで術前精神科評価を行う。

・うつ病・不安症が術後高率で認められるため，経時的評価を行う。

・心理社会的側面の評価，特に"正常であることの重荷"へのサポートを忘れずに。

1．てんかん外科治療と精神症状

　てんかんを持つ患者（people with epilepsy：PWE）の中で難治性てんかんを持つ場合，てんかん外科治療（以下，てんかん外科）が検討される。てんかんは，薬物療法で70〜80％の症例で発作抑制が得られるものの，残りの20〜30％は薬物治療に抵抗性である[1]。原則的な外科治療の適応は，適切な2種類以上の抗てんかん薬で単独あるいは併用療法が行われても，発作が継続した一定期間（1年ないしは治療前の発作間隔の3倍以上）抑制されず，日常生活に支障を来した場合に検討することになっている[2]。てんかん外科の術後経過については4段階（Class I：消失，II：稀発，III：改善，IV：不変）のEngel分類で評価を行う。側頭葉てんかんで外科適応となった場合，約80％の症例で発作が消失する。したがって，てんかん外科はPWEにとって大きな転換点となる。

　てんかん外科は効果的な治療法であるが，術後に精神症状が生じることも多い。精神症状の中では，特に術後うつ

病や不安症が多い。また，18％が術後新規（de novo）の
精神症状発症との報告もある[3]。

　精神症状が併存している場合には，てんかん外科の予後
に悪影響を及ぼす。たとえば，側頭葉てんかん術後434症例
のフォローアップ研究（2年間）では[4]，精神症状あるい
はパーソナリティ症を併存する症例では，併存しなかった
症例に比べて発作消失率（Engel分類ClassⅠ）が有意に低
いことが報告されている（精神症状併存58.8％ vs. 精神症状
併存なし87.7％）。特に発作消失に至りづらい併存精神疾患
は精神病（Engel ClassⅠ 40.6％），器質性パーソナリティ症
（Engel ClassⅠ 35.4％），精神疾患とパーソナリティ症の両
者併存（Engel ClassⅠ 45.5％）と報告されている。

2．精神症状の危険因子

　精神疾患の既往は，てんかん外科後に精神症状を発症す
る危険因子とされている。てんかん外科後2年間のフォ
ローアップ研究では，術後にうつ病を認めるPWEの41％は
術前にうつ症状を認め，術後に不安症を認めるPWEの49％
は術前に不安症状を認めている[5]。他の報告でも，術後に精
神症状を認める症例の65％に，術前に精神症状を認めると
している[6]。したがって，術前の精神科評価が重要になる。
システマティック・レビューにおいて[7]，PWEの精神症状
有病率は気分症群（35.0％），不安症（25.6％），精神病（5.7
％），強迫症（3.8％），物質依存（7.9％）などと高頻度であ
り，術前評価の重要性が示唆される。さらに，てんかん外
科の適応となるPWEは難治性てんかんを抱え日常生活に
支障を来している場合が多く，心理・社会的な問題など複
雑性も増し，何らかの精神症状を抱えていることが多い。

3．うつ病・不安症

うつ病ならびに不安症の併存は，てんかん外科の術前・術後に最も多い精神症状である。PWEにみられるうつ病は，非典型的なことが多い点に注意する必要がある（本書C-4：うつ病の項を参照）。てんかん外科後の発症時期は，術後3ヶ月が最大発症危険期間であり，徐々に発症は低下する[8〜10]。術後うつ病は少なくとも6ヶ月は持続する[10]。術後うつ病発症の危険因子は，術前のうつ病罹患歴，精神科家族歴，術後発作コントロール不良，老齢，男性などが挙げられている。360症例のてんかん外科症例の検討では[5]，術前に22％がうつ病症状，25％が不安症の症状を認めていたと報告されている。術後2年のフォローアップでは，うつ病が11％，不安症が13％と有病率は低下している。実際にメタアナリシスでは，てんかん外科により併存するうつ病・不安が65％改善する[11]。しかし，31％が悪化するとされている[11]。併存精神症状の予後は，術後の発作コントロールとの関連性が示唆されている。また，術前にうつ病に罹患していたPWEの場合，術後継続して抗うつ剤を服用していた症例は寛解に至る率が高く，抗うつ剤を中止した症例は症状の悪化がみられるとの報告もある[12]。したがって，抗うつ剤の中止判断に関しては注意が必要である。

てんかん外科後の新たなうつ病発症率は5〜25％と見積もられている[9]。内側側頭葉病変手術が危険因子とされている[10,13]。経過としては，術後の不機嫌・焦燥がうつ病に先行することが多い[14]。心理社会的な側面も重要であり，婚姻や対人関係での葛藤などを認める症例が多い[14]。

不安症も術後に高頻度で認められる。24.7％が不安症を術後に認め，2年後のフォローアップでは14.7％に低下し

たとの報告がある[5]。気分症群の罹患歴，術前に前兆への恐怖感を抱いていた側頭葉てんかん症例などが危険因子として挙げられている[9]。また，扁桃体の関与が術後不安症と関連があるとされている[15]。

術後うつ病や不安症の発症に，心理社会的な関与が重要であるが，てんかん外科に特徴的なものとして"正常であることの重荷"（the burden of normality）が挙げられる[16]。てんかん外科による発作消失・改善により，病者の役割（sick role）からの脱却や社会的・職業的な独立性の要求，家族からの期待など，急激な変化に適応していく必要性が生じる。てんかん外科にて発作が消失したPWEに対しては，"正常であることの重荷"に対するサポートも重要となる。

4．精神病

うつ病や不安症よりも頻度は少ないが，術後に新たに精神病が生じることがある。側頭葉術後の新たな精神病発症率は，報告により異なるが3～9％とされている[17]。危険因子としては[17]，30歳以上，精神病の家族歴，右側の側頭葉手術，過誤腫や側頭葉の皮質形成異常に多いと報告されている。また，術前に発作間欠期精神病の既往がある場合，術後にも同様の症状を呈することが多い（67％；8/12例）との報告もある[18]。

精神病を持つPWEの場合，てんかん外科にて43％（6/14例）が精神病症状の寛解，21％（2/14例）が悪化したとの報告もあるが[19]，症例数が少なく今後の調査が必要である。

5．まとめ

上記のように，PWEの精神症状の併存は，てんかん外科

C てんかんの「併存精神症状」の治療を担当する　143

前後に高頻度に認められ，てんかん外科予後にも影響を与える。術前・術後の精神・心理社会面を含めた包括的な評価・治療が必要である。てんかん外科は疾患の大きな転換点となる。てんかん発作消失ならびに精神症状改善が認められるPWEも多い。一方で，良好な結果が得られなかったPWEに対する精神・心理的なケアは重要である。てんかん外科を受けるPWEに対しての精神・心理社会面のケアが与えるアウトカム研究は不足しており，総合病院で働く精神科医による調査・研究が期待される。

DON'Ts

・難治てんかんの場合，てんかん外科の可能性を検討する機会を設けずに治療継続しない。
・精神・心理社会的側面での術後フォローアップを怠ってはいけない。

文　献

1 ）Kwan, P. and Brodie, M.J. : Early identification of refractory epilepsy. N. Engl. J. Med., 342 ; 314-319, 2000.
2 ）日本てんかん学会：てんかん専門医ガイドブック改訂第2版. 診断と治療社，東京，2020.
3 ）Cleary, R.A., Thompson, P.J., Fox, Z. et al. : Predictors of psychiatric and seizure outcome following temporal lobe epilepsy surgery. Epilepsia, 53 ; 1705-1712, 2012.
4 ）Koch-Stoecker, S.C., Bien, C.G., Schulz, R. et al. : Psychiatric lifetime diagnoses are associated with a reduced chance of seizure freedom after temporal lobe surgery. Epilepsia, 58 ; 983-993, 2017.
5 ）Devinsky, O., Barr, W.B., Vickrey, B.G. et al. : Changes in depression and anxiety after resective surgery for epilepsy. Neurology, 65 ; 1744-1749, 2005.
6 ）Filho, G.M., Mazetto, L., Gomes, F.L. et al. : Pre-surgical predictors for psychiatric disorders following epilepsy surgery in patients with refractory temporal lobe epilepsy and mesial temporal sclerosis. Epilepsy Res., 102 ; 86-93, 2012.
7 ）Lu, E., Pyatka, N., Burant, C.J. et al. : Systematic literature review

of psychiatric comorbidities in adults with epilepsy. J. Clin. Neurol., 17 ; 176-186, 2021.

8) Garcia, C.S. : Depression in temporal lobe epilepsy : A review of prevalence, clinical features, and management considerations. Epilepsy Res. Treat., 2012 ; 809843, 2012.

9) Foong, J. and Flugel, D. : Psychiatric outcome of surgery for temporal lobe epilepsy and presurgical considerations. Epilepsy Res., 75 ; 84-96, 2007.

10) Wrench, J.M., Rayner, G. and Wilson, S.J. : Profiling the evolution of depression after epilepsy surgery. Epilepsia, 52 ; 900-908, 2011.

11) Ploesser, M., McDonald, C., Hirshman, B. et al. : Psychiatric outcomes after temporal lobe surgery in patients with temporal lobe epilepsy and comorbid psychiatric illness : A systematic review and meta-analysis. Epilepsy Res., 189 ; 107054, 2023.

12) Blumer, D., Wakhlu, S., Davies, K. et al. : Psychiatric outcome of temporal lobectomy for epilepsy : Incidence and treatment of psychiatric complications. Epilepsia, 39 ; 478-486, 1998.

13) Wrench, J.M., Wilson, S.J., Bladin, P.F. et al. : Hippocampal volume and depression : Insights from epilepsy surgery. J. Neurol. Neurosurg. Psychiatry, 80 ; 539-544, 2009.

14) Wrench, J.M., Wilson, S.J., O'Shea, M.F. et al. : Characterising de novo depression after epilepsy surgery. Epilepsy Res., 83 ; 81-88, 2009.

15) Rayner, G. and Wilson, S.J. : Psychiatric care in epilepsy surgery : Who needs it? Epilepsy Curr., 12 ; 46-50, 2012.

16) Wilson, S.J., Bladin, P.F. and Saling, M.M. : The burden of normality : A framework for rehabilitation after epilepsy surgery. Epilepsia, 48 (Suppl.9) ; 13-16, 2007.

17) Kanner, A.M. : Psychosis of epilepsy : A neurologist's perspective. Epilepsy Behav., 1 ; 219-227, 2000.

18) Kanemoto, K., Kim, Y., Miyamoto, T. et al. : Presurgical postictal and acute interictal psychoses are differentially associated with postoperative mood and psychotic disorders. J. Neuropsychiatry Clin. Neurosci., 13 ; 243-247, 2001.

19) D'Alessio, L., Scévola, L., Fernandez Lima, M. et al. : Psychiatric outcome of epilepsy surgery in patients with psychosis and temporal lobe drug-resistant epilepsy : A prospective case series. Epilepsy Behav., 37 ; 165-170, 2014.

D

てんかんの「社会的サポート」を担当する

D-1：総　　論

谷口　豪（国立精神・神経医療研究センター病院てんかん診療部）

Dos

・てんかんのある人の「生きづらさ」を想像してみる。
・てんかんのある人の日常生活に関心を持つ。
・「てんかんを抱えて生きていくこと」を支援する。

1．てんかんの心理社会的問題

2005年のILAE（国際抗てんかん連盟）のてんかんの概念的定義では，「てんかんとは，てんかん発作を起こし続ける素因と，神経生物学的，認知的，<u>心理学的および社会的影響</u>により特徴づけられる脳の疾患である」と記載されている（下線筆者）。つまり，（てんかん発作は通常数分以内でおさまり，多くのてんかん患者にとってはてんかん発作がない時間が生活の大部分を占めるにもかかわらず）てんかんがあることは長期にわたってその人の生活や人生に大きな影響を与えることがある。発作がいつ起こるかわからないという不安・緊張や，自分には発作をコントロールすることができないという無力感といった心理的問題を抱えていることが多い。

てんかんに対する偏見や誤解はいまだに多いが，患者自

身もセルフスティグマを抱えていることも少なくない。また，幼少期発症の場合には本人への十分な病気の説明のないまま，周囲の大人が過保護・過干渉となり適切な社会参加が進まずに心理的成長が得られないことも時に起こる。さらに発作に関連した制限や規則など，てんかんに特有の問題や身体・神経発達・認知機能の併存症もあるため，他の慢性疾患以上にてんかんのある人は心理社会的問題を抱えている。

2．心理社会的問題に関心を持つ

このような心理社会的問題は，発作が抑制されていて明らかな精神症状がなく，ほぼ自立した生活を送っている患者も人知れず抱えていることもある。例えばある研究によると発作が2年以上抑制されているてんかん患者の20％はセルフスティグマがあると述べられている。このようなセルフスティグマは受療行動や治療効果，患者の予後や生活の質に対して大きく関与すると考えられている。

このようなてんかん患者の心理社会的問題に対して，職場や学校，一般人を対象とした啓発活動や集団心理教育プログラムによる介入を行っている専門病院もあるが，まずはてんかん専門の有無にかかわらず，個々の医師が目の前のてんかん患者に対してこのような心理社会的問題がないのか，つまり患者は「生きづらさ」を抱えながら生活を送っていないのか想像してみること，そして日常生活に関して診療の場面で話題にすることから始めるのがよい。

3．心理社会的問題にアプローチしてみる

てんかん患者の心理社会的問題は様々な因子が絡んでお

り，個人個人でも異なるだけでなく一個人でもライフステージ毎にも異なるが，その問題解決の糸口として既存の社会福祉制度などを活用することで状況が打開できないのか検討してみる。

　本邦において，てんかんは社会福祉制度上「精神障害」に分類されており，我々精神科医が普段の精神科臨床で活用している社会福祉制度やサービスなどの知識を活用する。てんかん対象の自立支援医療制度や障害手帳用の診断書は，精神科医以外でも作成できるが，それらを活用した環境調整はやはり精神科医が得意とするところである（なお，精神科訪問看護指示書は精神科医のみが発行できる）。さらに，多職種ケア会議を開催して精神科ソーシャルワーカーや地域支援者と意見交換しながら支援や介入の可能性を検討するのも，精神科医に一日の長があるのは言うまでもない。「生きづらさ」を抱えた人を支援するという視点を持って環境調整するのは，他の精神疾患へのアプローチと同様である。

4．てんかんと雇用

　成人てんかん患者にとって最も関心の高い領域の一つである。就労は経済的メリットがあるのみならず，患者が社会の中で責任を持って役割を果たすことで，自己効力感や自尊心を高め，いわゆるリカバリーにつながる。しかし，てんかん患者の就職率は一般に比べて低い。この背景には様々な要因があるが，雇用主のてんかん発作とそれに伴うリスクへの懸念は珍しいことではない。つまり，「てんかん発作＝強直間代発作」として一律に評価されてしまい，てんかん患者の雇用を躊躇することが少なくない。働くてん

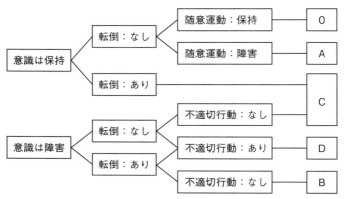

図1 てんかん発作の症状の分類（文献[9]より）

表1 てんかん発作の頻度の分類（文献[9]より）

長期間発作なし
・抗てんかん発作薬なしで5年以上発作がない
中期間発作なし
・手術後1年以上発作なし
・薬物治療下で2年以上発作なし
・3年以上睡眠中の発作のみで経過
・1年以上カテゴリ「0」の発作のみで経過
発作は年に2回以下
発作は年に3回以上

かん患者の安全を守るため，そして雇用主が安心しててんかん患者を雇うためのガイドラインは本邦にはないが，ドイツのてんかんの雇用に関するガイドラインは和訳が日本てんかん学会ホームページに公開されていて参考になる。このガイドラインは，「発作の症状と頻度」（図1，表1）と「具体的な作業」（表2）でリスク評価をしている。てんかん患者の主治医であると，時に職場から就労に関する意見書を求められることがあるが，その際にはこのように

表2 「てんかん発作の症状と頻度」と「実際の作業内容・環境」でリスク評価する（文献[9]より）

		3m以上での高所作業または転落の危険性が高い作業	落下防止策の講じられていない，硬い地面から3mまでの高さでの作業	落下防止策の講じられていない，硬い地面から1mまでの高さでの作業
長時間発作なし		（＋）	（＋）	（＋）
中期間発作なし		（−）	（＋）	（＋）
発作は年に2回以下	A	（−）	（＋）	（＋）
	B	（−）	（−）	（＋）
	C	（−）	（−）	（＋）
	D	（−）	（−）	（＋）
発作は年に3回以上	A	（−）	（＋）	（＋）
	B	（−）	（−）	（＋）
	C	（−）	（−）	（＋）
	D	（−）	（−）	（＋）

（＋）：基本的に懸念なし，（−）：不可能

医学的側面と職場の環境面の両方を考慮して判断するのがよい。

　てんかん患者が就職や就労継続を希望している場合は，たとえ発作が抑制されていなかったとしても，安易に諦めたり保留したりせずに，早期に就労支援機関と連携をとる，就労に向けた日常生活の指導などを行うのが重要である。

DON'Ts

・てんかん発作が止まっていれば，心配や悩みはないはずと早合点しない。
・「てんかん発作＝強直間代発作」として過剰な就業制限をしてはいけない。
・てんかん発作が止まっていないと，仕事はできないと決めつけない。

文　献

1）岩佐博人：てんかん臨床に向き合うためのシナリオ．新興医学出版社，東京，p.125-169，2021.
2）谷口豪，宮川希：てんかん診療におけるリエゾン精神医学（psycho-epileptology）の実践．臨床精神医学，50；251-259，2021.
3）西田拓司，井上有史：てんかんの雇用に関するガイドライン（ドイツ）の紹介．Epilepsy，15；33-38，2021.
4）Lee, S.A.：Korean QoL in Epilepsy study group. Felt Stigma in seizure-free persons with epilepsy：Associated factors and its impact on health-related quality of life. Epilepsy Behav., 122；108186, 2021.
5）倉持泉，岩山考幸，下津咲絵ほか：てんかん患者のセルフスティグマの実態とその低減に向けて．精神神経学雑誌，124；786-793，2022.
6）山内俊雄：てんかんの心理・社会的側面．日本臨牀，80；2024-2029，2022.
7）小川舞美，藤川真由，中里信和：てんかんと主労における多面的問題．職業リハビリテーション，33；3-8，2019.
8）藤川真由：てんかん患者の就労支援．日本臨牀，76；1033-1038，2018.
9）日本てんかん学会ホームページ：法的問題検討委員会からドイツ法定労災保険てんかん職業評価改訂版の和訳（https://jes-jp.org/jes/images/GermanLegal2019Jan.pdf）

D-2：利用できる公的サービス

和田　健（広島市立広島市民病院精神科）

> **Dos**
>
> ・てんかんのある人の生活障害や社会的サポートの必要性について適切に把握する。
> ・実際の社会的サポートに際しては，ソーシャルワーカーなど多職種と連携する。
> ・てんかんのある人の個別的な意向を最大限尊重しながら，サポートを提供する。

1．はじめに

てんかんは様々な発作を反復しながら多くは慢性に経過

する疾患であり，うつ病や神経発達症などの併存や，スティグマなどによって心理社会的な困難を伴うことが少なくない。そこで，継続的な治療や日常生活，就労などへの社会的なサポートが，必ずしも十分とは言えないかも知れないが用意されている。ここでは，公的サービスについて紹介する。

２．医療費へのサポート

　医療費に関する公的保証には，①自立支援医療制度，②市町村による医療費助成，③小児慢性特定疾患医療費給付，④高額療養費制度がある。

　①自立支援医療制度は，心身の障害を軽減・除去するための医療について，医療費の自己負担を軽減する制度である[1]。精神通院医療，更生医療，育成医療の３つが対象となり，てんかんはわが国の法体系では精神疾患に含まれるため，病院や診療所での通院医療費の一部が公費で負担される。通常の自己負担３割が原則１割に軽減され，世帯の所得により自己負担上限額が設定されている。経過措置により2027年３月末までは，１ヶ月の自己負担額が20,000円までとなっている。入院医療には適応とならず，てんかんと関係のない身体的併存症などの治療は対象とならない。利用には担当医が記載した所定の診断書が必要で，利用を登録した原則１ヵ所の医療機関で利用できる。精神科だけでなく，てんかんの治療での通院先であれば小児科や脳神経内科なども登録できる。有効期間は１年で，更新が必要である。

　②市町村による医療費助成は各自治体により異なるが，

通院の自己負担がなくなる場合もある。この助成を受けるためには，後述する精神保健福祉手帳を持つことを求められる場合もある。

③小児慢性特定疾患医療費給付は，18歳未満の児童が対象で，てんかん関連ではウェスト症候群（点頭てんかん），結節性硬化症，乳児重症ミオクロニーてんかん，レノックス・ガストー症候群などが該当する[2]。自己負担額の上限は世帯の所得により異なり，一般には月15,000円まで，重症では10,000円までとなっている。

④高額療養費制度は，医療機関に支払った入院医療費の自己負担額が高額になった場合に，所得額により定められた自己負担の上限額を超えた部分が還付される制度である[3]。入院中の食費や差額室料は対象にならない。

3．生活へのサポート

所得保障としての①障害年金制度と，社会福祉サービスを利用するための②精神障害者精神保健福祉手帳とがある。

①障害年金制度は，基礎年金，厚生年金，共済年金に分類され，1から3級までの障害の等級に応じて支給される[4]。原則として受給できるのは20歳以上65歳未満で，てんかんで初めて病院を受診した初診日から1年6ヶ月以上経過していること，初診日に公的年金に加入していること，初診日以前の一定期間年金保険料を納付していることが必要である。申請には，初診日より1年6ヶ月後の障害認定日より3ヶ月以内の病状についての医師の診断書が必要になる。等級については**表1**のような基準で判定される[5]。等級の判定に必要

D　てんかんの「社会的サポート」を担当する　153

表1　てんかんに関する障害年金の等級判定基準（国民年金・厚生年金保険障害判定基準より）

障害の程度	障害の状態
1級	十分な治療にもかかわらず，てんかん性発作のAまたはBが月に1回以上あり，かつ常時の援助が必要なもの
2級	十分な治療にもかかわらず，てんかん性発作のAまたはBが年に2回以上，もしくはCまたはDが月に1回以上あり，かつ日常生活が著しい制限を受けるもの
3級	十分な治療にもかかわらず，てんかん性発作のAまたはBが年に2回未満，もしくはCまたはDが月に1回未満あり，かつ労働が制限を受けるもの

表2　てんかん発作のタイプ（国民年金・厚生年金保険障害判定基準より）

A．意識障害が起き，状況にそぐわない行為を示す発作
　（自動症を伴う焦点意識減損発作）
B．転倒する発作（意識障害の有無は問わない）
　（強直間代発作や脱力発作など）
C．意識を失い，行為が止まるが，倒れない発作
　（欠神発作や焦点意識減損非運動起始発作など）
D．意識ははっきりしているが，自分が思ったような動きができなくなる発作
　（焦点意識保持運動起始発作など）

なてんかん発作型の分類については**表2**に示した。A，Bがより重度の発作とされている。障害の認定は，「有期認定」であり，1～5年ごとに現況を報告する診断書を提出する必要がある。発作コントロールが改善すれば，等級が軽くなったり，非該当になったりすれば支給が停止される場合もありうる。診断書の記載についての要領[6]も示されている。

②精神障害者保健福祉手帳は，てんかんおよび併存する精神疾患のために，長期にわたって日常生活や社会生活に支障がある場合に，医師の診断書などを提出して

申請すれば交付される。初診日から6ヶ月経過した後に申請可能となり，症状の程度によって1から3級の等級に分けられ，等級によって利用できるサービスが異なる。手帳取得により，障害者自立支援法による福祉サービスの利用や，障害者控除など税制上の優遇措置，携帯電話の基本使用料金の割引などの他，自治体によっては医療費の助成や交通運賃，公共料金の割引などが受けられる場合もある。手帳の有効期間は2年間であり，2年ごとに更新が必要である。等級の判定は，上述した障害年金のそれとほぼ同じであり，更新までの2年間の発作型や発作頻度で判定する。用いるてんかん発作型の分類も同様である。発作コントロールが改善すれば，等級が軽くなったり，非該当になったりすることもある。また，発作が抑制されていても併存精神疾患により等級がつく場合もある。申請のための診断書は自立支援医療の診断書と一体となっている自治体もあり，その場合記載にあたっては，自立支援医療のみの申請であれば，手帳部分を空欄で提出する。

4．就労へのサポート

障害者雇用促進法により，事業主に対して一定率以上障害者を雇用することが義務づけられている[7]。2018年からはこの比率である法定雇用率が引き上げられ，てんかんを含む精神障害を持つ人も法定雇用率の算定にカウントされるようになった。また，2012年に制定された障害者総合支援法により，一般企業への就労などを目指して一定期間訓練などを行う就労移行支援事業所，一般企業での就労は難し

いが雇用契約を結んで最低賃金を得て働きながら訓練を行う就労継続支援事業所Ａ型，障害特性に応じた支援を受けながら働く就労継続支援事業所Ｂ型の３つの事業所が設置された。てんかんのある人もその障害の程度によりこれらの事業所を利用できるが，一般就労を目指すのでない場合は，上述の精神保健福祉手帳を取得し，障害者枠での就労や就労支援を利用することになる。担当医としては，ソーシャルワーカーなどと協力して，これらのサポート利用について情報提供したり，必要な診断書などを作成する。

DON'Ts

- 診断書作成に際しては，等級が悪くなるよう手心を加えるなどしてはならない。
- 必要そうに思えても，てんかんのある人が望んでいないサポートを先走って提案してはならない。

文　献

1 ）https://www.mhlw.go.jp/file/06-Seisakujouhou-12200000-Shakaie ngokyokushougaihokenfukushibu/0000146932.pdf
2 ）https://www.shouman.jp/assist/outline
3 ）https://www.mhlw.go.jp/content/000333279.pdf
4 ）https://www.nenkin.go.jp/service/jukyu/shougainenkin/jukyu-yoken/20150401-01.html
5 ）https://www.nenkin.go.jp/service/jukyu/shougainenkin/ninteikijun/20140604.files/01.pdf
6 ）https://www.mhlw.go.jp/file/05-Shingikai-12501000-Nenkinkyoku-Soumuka/0000111682.pdf
7 ）西田拓司：てんかん患者の就労支援. Jpn J. Rehabil. Med., 54；274 -278, 2017.

D-3：運転免許証

中神由香子（京都大学精神科）

Dos

・基本的に「運転に支障するおそれのある発作が2年間ないこと」が運転の条件となる。

・運転に関する医師の公安委員会への届け出は任意であり、安易に届け出る前に、きちんと患者に運転のリスクなどを説明することが重要である。

・抗てんかん発作薬の添付文書に記載された運転に関する事項については、「自動車運転等に支障を来す副作用が生じていると考えられる患者」にのみ適用されるべきである。

---

1. はじめに：法律とその背景

かつて、てんかんは運転免許の絶対的欠格事由とされていたが、社会活動参加を不当に阻むとされ、2002年に道路交通法が改正され、てんかんは相対的欠格事由となった。しかし、2010年から数年にわたり、運転中のてんかん発作が関係しているとされる悲惨な事件がマスコミに大きく報じられるようになった。また、2010年に発作によると思われる人身事故71件のうち、てんかんと申告していた者は5名のみであったという公安委員会からの報告もあり、道路交通法改正の声が高まっていった[1]。

その結果、2014年に道路交通法は改正され、病気等に関する質問票を免許の取得時・更新時に回答することが義務化され、虚偽の回答をした場合には罰則が科されることとなった。また、てんかんを含む、一定の病気等のある患者を診察した医師は、公安委員会に任意で届け出ることがで

きるようになった[2, 3]。

　加えて，疾患の管理不良や，飲酒や薬物の影響で生じた重大な交通事故に対する罰則を厳しくするべきだという声も大きくなり，2014年に，自動車の運転により人を死傷させる行為等の処罰に関する法律が施行された。そして，この法律の中で，飲酒や薬物の摂取に加え，てんかんなどの疾患に起因した事故においても，要件を満たせば，危険運転致死傷罪が適用されることとなった[3]。

2．運転適性があるとみなされる基準

　前述のように，てんかんは相対的欠格事由であり，運転適性があるとみなされる基準が規定されている[4]。令和4年に通達された，一定の病気等に係る運転免許関係事務に関する運用上の留意事項の一部を表1に抜粋した。基本的に，薬を服用しているかどうかは問わず，「運転に支障するおそれのある発作が2年間ないこと」が条件となり，運転に支障するおそれのない発作（焦点意識保持発作など）の場合には1年間以上，睡眠中にのみ発作がある場合には2年間以上，経過観察し，今後，症状悪化のおそれがない場合も運転適性があるとされる。

　また，医師が今後6ヶ月以内に免許取得可能な状態に該当する見込みと診断した場合には，免許は拒否・取り消しでなく，保留・停止される。

3．運転適性のない者への対応

　表1に定められるような運転適性がないてんかん患者が運転免許を保有して自動車の運転をしているとわかった場合，医師はまず本人に運転しないように強く説得する必要

158

表1　一定の病気に係る免許の可否等の運用基準（文献[4]より抜粋）

2 てんかん（令第33条の2の3第2項第1号関係）
（1）以下のいずれかの場合には拒否等は行わない。
　　　ア　発作が過去5年以内に起こったことがなく，医師が「今後，
　　　　　発作が起こるおそれがない」旨の診断を行った場合
　　　イ　発作が過去2年以内に起こったことがなく，医師が「今後，
　　　　　x年程度であれば，発作が起こるおそれがない」旨の診断を
　　　　　行った場合
　　　ウ　医師が，1年間の経過観察の後「発作が意識障害及び運動障
　　　　　害を伴わない焦点意識保持発作に限られ，今後，症状の悪化
　　　　　のおそれがない」旨の診断を行った場合
　　　エ　医師が，2年間の経過観察の後「発作が睡眠中に限って起こ
　　　　　り，今後，症状の悪化のおそれがない」旨の診断を行った場合
（2）医師が「6月以内に上記（1）に該当すると診断できることが見
　　　込まれる」旨の診断を行った場合には，6月の保留又は停止とす
　　　る（医師の診断を踏まえて，6月より短期間の保留・停止期間で
　　　足りると認められる場合には，当該期間を保留・停止期間として
　　　設定する）。
　　　保留・停止期間中に適性検査の受検又は診断書の提出の命令を発
　　　出し，
　　①適性検査結果又は診断結果が上記（1）の内容である場合には
　　　拒否等は行わない。
　　②「結果的にいまだ上記（1）に該当すると診断することはでき
　　　ないが，それは期間中に○○といった特殊な事情があったため
　　　で，更に6月以内に上記（1）に該当すると診断できることが
　　　見込まれる」旨の内容である場合には更に6月の保留又は停止
　　　とする。（医師の診断を踏まえて，6月より短期間の保留・停
　　　止期間で足りると認められる場合には，当該期間を保留・停止
　　　期間として設定する。）
　　③その他の場合には拒否又は取消しとする。
（3）その他の場合には拒否又は取消しとする。
（4）上記（1）イに該当する場合については，一定期間（x年）後に
　　　臨時適性検査等を行うこととする。
（5）日本てんかん学会は，てんかんと診断された者については，てん
　　　かんに係る発作が，投薬なしで過去5年間なく，今後も再発のお
　　　それがない場合を除き，準中型免許（準中型免許（5 t 限定）を
　　　除く。），中型免許（中型免許（8 t 限定）を除く。），大型免許及
　　　び第二種免許の適性はないとの見解を有しているので，これに該
　　　当する者がこれらの免許の申請又はこれらの免許に係る免許証の
　　　更新の申請を行った場合には，上記（2）又は（3）の処分の対
　　　象とならない場合であっても，当該見解を説明の上，免許申請・
　　　更新申請に係る再考を勧めるとともに，申請取消しの制度の活用
　　　を慫慂（しょうよう）することとする。

がある[5]。それでも患者が運転を続け，かつ，交通事故を起こす危険性が極めて高いと判断される場合，医師による公安委員会への届け出が考慮される。日本てんかん学会と日本医師会から，それぞれ，判断基準[5]と手順[6]のガイドラインが出されており，参照されたい。この届け出は医師の守秘義務や個人情報保護法に制約されないものであるが，一方で義務ではなく任意のものであり，届け出ないことによる罰則規定はない[7]。届け出を行うことで，医師－患者関係が著しく損なわれ，結果的に，患者の健康が著しく損なわれるケースなどもあり，届け出のリスクも評価し，総合的に判断することが重要である。

　医学的判断が困難な場合は，必要があれば長時間ビデオ脳波モニタリングなども実施可能な地域のてんかんセンターへの受診を提案することは，運転の判断のために有用である[7]。

　また，医学的判断とは別に，本人や家族が，運転に対して不安を抱えている場合は，都道府県警察の免許センター等の安全運転相談窓口（全国統一電話番号「♯8080」）を紹介する。この窓口では，「運転が危ない」と止める家族の言うことを全く聞かないケースに対して，必要に応じて警察官が赴くなどして直接面談等を実施することもあるとされる[8]。

4．抗てんかん発作薬と運転について

　現在，抗てんかん発作薬として使用されている薬剤の添付文書には，「眠気，注意力・集中力・反射運動能力等の低下が起こることがあるので，本剤投与中の患者には自動車の運転等，危険を伴う機械の操作に従事させないよう注

意すること」という記載が認められる。しかし，この記載は，これまでに述べてきたように道路交通法に基づく運転適性と矛盾している。2014年に，日本てんかん学会は，この記載は「抗てんかん発作薬を服用するすべての患者」に適用されるのではなく，「自動車運転等に支障を来す副作用が生じていると考えられる患者」にのみ適用されるべきである，とした[9]。

　この日本てんかん学会の見解は，現時点での標準的医療に基づく解釈を示すものである。それゆえ，てんかん発作が関連した交通事故に対する法的紛争が生じた場合，有力な証拠資料となりうることが，2018年に日本てんかん学会会員に対して通知された。この通知は「現行の添付文書があるために診療場面における自動車運転指導などでお困りの先生方におかれましては，是非この見解をご利用いただければと存じます。また患者や地域の医療者への啓発活動や講演会等においても積極的にこの見解の周知をお図り下さいますようお願いいたします」と締めくくられており，読者の皆様にも，積極的に周知をお願いしたい[10]。

5．交通事故と道路交通法改正の影響

　システマティックレビューによると，てんかん患者が運転する際の衝突リスクを評価した11研究のうち，5件が衝突リスク増加，3件が対照群に対するリスク差なし，3件が結論に至らず，という結果を示しており，総じて事故リスクのわずかな上昇が示されている[11]。

　また，てんかんの発作による交通事故は，交通事故2,800回に1回と稀であり，致命的な事故が発生する可能性は，てんかんと比較すると他の医療状態では26倍高く，アルコー

ル乱用では156倍高いとされている[12]。欧州連合の報告では，てんかん患者が交通事故を起こすリスク比は1.8倍で，これは70歳以上の高齢者（70歳以上では2.0，75歳以上では3.1のリスク比）や25歳以下の若者（女性では3.2，男性では7.0）のリスクより低いとされる[13]。

日本においては[3]，てんかんに起因した交通事故の件数は，2010〜2013年には255件，法改正後の2015〜2018年の間には276件が発生している。つまり，法律が厳罰化され，免許の取り消し例が増加（2013年には788例，2015年には3,028例）したにもかかわらず，交通事故が減っていない現状がある。道路交通法改正の最大の目的はてんかん発作に関連した事故を減らすことであるが，その目的を達していないことは憂慮すべきことである。

加えて，道路交通法が改正され，厳罰化されたことをよく知っている人ほど，精神疾患へのスティグマが強く認められたという報告もあり[14]，道路交通法改正の影響については，様々な観点から慎重に議論されるべきである。

DON'Ts

- 運転適性のない患者が運転していると知った場合に，公安委員会に届け出るだけで，患者本人への説明や説得をしないことは推奨されない。
- 抗てんかん発作薬を内服しているからと，全例に運転を禁止してはいけない。

文　献

1）松浦雅人：てんかんと法制度. 臨床神経学, 52；1033-1035, 2012.
2）髙橋章夫：てんかんと自動車運転. The Japanese Journal of Rehabilitation Medicine, 57；121-126, 2020.
3）一杉正仁：てんかん発作による自動車事故は減ったか. 日本医事新

報，5057；66，2021.

4 ）警察庁：一定の病気等に係る運転免許関係事務に関する運用上の留意事項について（通達）（https://www.npa.go.jp/laws/notification/koutuu/menkyo/menkyo20220314_68.pdf）

5 ）日本てんかん学会：てんかんに関する医師の届け出ガイドライン，2014.（https://jes-jp.org/images/jes-image/140910JES_GL.pdf）

6 ）公益社団法人日本医師会：道路交通法に基づく一定の症状を呈する病気等にある者を診断した医師から公安委員会への任意の届出ガイドライン，2014.（https://www.med.or.jp/dl-med/people/info/doctor_info/20170509guidelines.pdf）

7 ）川合謙介：医事法制―てんかん患者運転免許取得時の虚偽申告を知った場合は報告義務があるのか？―．日本医事新報，5026；49-50，2020.

8 ）警察庁：安全運転相談の概要（https://www.npa.go.jp/policies/application/license_renewal/pdf/about_8080.pdf）

9 ）日本てんかん学会：抗てんかん薬の薬剤情報添付文書における自動車の運転等に関する記載についての見解，2013.（https://jes-jp.org/images/jes-image/tenpubunsyo20141002.pdf）

10）日本てんかん学会：抗てんかん薬の添付文書における自動車運転禁止に関する記載について，2018.（https://jes-jp.org/images/jes-image/Eplipsy_tenpu201807.pdf）

11）Koppel, S., Di Stefano, M., Dimech-Betancourt, B. et al. : What is the motor vehicle crash risk for drivers with epilepsy? A systematic review. J. Transport & Health, 23 ; 101286, 2021.

12）Naik, P.A., Fleming, M.E., Bhatia, P. et al. : Do drivers with epilepsy have higher rates of motor vehicle accidents than those without epilepsy? Epilepsy Behav., 47 ; 111-115, 2015.

13）An advisory board to the Driving Licence Committee of the European Union : Epilepsy and Driving in Europe : A report of the Second European Working Group on Epilepsy and Driving（https://road-safety.transport.ec.europa.eu/system/files/2021-07/epilepsy_and_driving_in_europe_final_report_v 2 _en.pdf）

14）Nakagami, Y., Sugihara, G., Kuga, H. et al. : Revision of road traffic law in Japan and mental health stigma. Psychiatry Clin. Neurosci., 73 ; 284-285, 2019.

D-4：妊娠に関する指導―てんかんを持つ女性が安心して妊娠・出産できるようにするために―

須田哲史（国家公務員共済組合連合会立川病院精神神経科）

Dos

・抗てんかん発作薬を継続しながらの妊娠・出産・授乳は可能であることを，本人を含めた関係者によく説明する。
・説明は機会をみて複数回行う。
・院内外のリソースを積極的に活用する。

1．てんかんにおけるプレコンセプションケア

　プレコンセプションケア（PCC）とは，「適切な時期に適切な知識・情報を，女性やカップルに提供し，将来の妊娠のためのヘルスケアを行うこと」と定義され[1]，てんかん診療でも非常に重要な概念である。てんかんそのもの，あるいは治療が妊娠や出産にどのように影響するのかについて正確な知識を持つことは，安心や周産期経過の改善をもたらすのみならず，てんかん診療におけるよりよい共同意思決定にもつながる。実際，てんかん患者の出生率は一般人口よりも低い。その原因には知識不足が影響していると指摘されている[2]。したがって，PCCの過程では必要なリスクの説明が必要であるが，その最終的な目標はてんかんを持つ女性が「妊娠して母になる」という選択を自由にできるようにすることにある。

2．妊娠前の管理・指導（PCCの実際）

　PCCの対象は，妊娠可能なすべての女性である。小児の患者であれば，将来の妊娠について考えられる年齢になっ

たときにPCCを行うことが望ましい。成人患者であれば，てんかんと初めて診断したときに行う。またPCCは単回で終結するものではなく，小児医療から成人医療への移行時，結婚時，主治医変更時など機会をみて複数回実施することが重要である。以下に説明を検討すべき内容を述べる。

1）遺伝性について

てんかんを持つ女性が出産した児が，将来てんかんに罹患するリスクは，てんかんを持たない両親から出生した児と比較して約3倍とされ，リスクは比較的低いと考えられる[3]。一方で，一部の責任遺伝子が明確なてんかんについては，遺伝カウンセリングを勧める。

2）てんかんと妊娠の関連について

てんかん合併妊娠の約9割は，母体の産科合併症なく経過する[4]。一方，てんかんを持つ女性の予期せぬ妊娠は計画妊娠に比べて自然流産が約2倍となるため，妊娠は準備をして臨むことが望ましい[5]。また，妊娠中の喫煙による早産リスクは，てんかんのない女性が喫煙した場合と比べて高く，禁煙が強く勧められる[6]。

てんかんを持つ妊婦の67％は，妊娠期間中発作なく経過する[7]。特に，妊娠前9ヶ月間に発作のなかった女性は，治療を継続することで妊娠中に発作がない状態が約9割に達する[8]。しかし，約0.1％でてんかんに関連した突然死がみられたという報告もあり，これには血中抗てんかん発作薬（ASM）濃度の問題が背景にある可能性が指摘されている[9]。

妊娠中の強直間代発作は低酸素血症や乳酸アシドーシスを通じて新生児仮死の原因となりうる。焦点発作が胎児に及ぼす影響はあまりないと考えられているが，意識減損を伴う発作で数分の胎児徐脈がみられたという報告がある[7]。

3）薬剤の影響について

ASM内服中の妊娠における児の形態異常の出現率は減少傾向にあり，近年の統計では約3.6％と見積もられている。全妊娠における出現率（2～3％）と比較しても，従来考えられていたほど高くないことを意味し，この低下の一因には比較的リスクの低い新規ASMの使用が考えられている。しかし，バルプロ酸（VPA），カルバマゼピン，フェノバルビタール（PB），ラモトリギン（LTG）では用量依存的に形態異常出現率の上昇がみられる。特に，VPA 600mg以上を使用すると，児の知的能力に及ぼす負の影響を及ぼす可能性が指摘されている。さらに，ASMの併用数が増えると形態異常のリスクが増加する[10]。一方で妊娠判明後の薬剤調整には，発作コントロール悪化からかえって母子の予後に悪影響を及ぼすリスクがあるため，可能であれば妊娠前から上記を考慮した処方の工夫が望まれる。特に全般てんかんなどでVPAなしでのコントロールが困難な例では，少量のVPAと他剤併用のほうが単剤VPAよりよいという意見もある。

授乳に関し，ASMは種類を問わず多少なりとも母乳に移行するが，ゾニサミドやPBなどを除いた大部分の薬剤の移行率は低いため，授乳は可能である。また移行率の高い薬剤についてもミルクの併用や小児科との相談，あるいは初乳のみ与えるなどの方法で授乳が検討できる。

妊娠中のASM内服は，児の将来のてんかん発症には影響しないと考えられる[11]。

4）葉酸の摂取について

妊娠中のASMが関連する主な形態異常に神経管障害があり，一般女性において葉酸投与はこのリスクを低減させ

る。また複数のASMは葉酸やビタミンB12の濃度を低下させる。そのためASM内服中の女性は出産前から，特に妊娠中は葉酸の摂取が推奨されている。実際てんかんを持つ女性における葉酸摂取が，児の発達などにおける有益な結果に関連していたという報告も複数存在する。しかし葉酸が実際にどのような機序で作用し，どの程度の量を要するのかは未確定である[7]。本邦のガイドラインでは0.4～0.6mg/日の摂取を勧めるとしている[12]。

3．妊娠中の管理・指導

　予期せぬ妊娠の場合など，診察時点でいわゆる器官形成期を過ぎていることも少なくない。したがって，妊娠中のASM調整については，発作コントロールを悪化させず，かつ有害な影響のリスクを最小化する工夫が必要となる。具体的には併用薬・補助薬の減量や中止，葉酸を内服していない場合の摂取を勧奨するなどが考えられる。LTGやレベチラセタム（LEV）を代表にいくつかのASMは，妊娠第3三半期にかけて血中濃度が減少する[10]。特にLTGとLEVは血中濃度が妊娠前の65%以下になると発作再発のリスクが高まることが示されており[13,14]，このような場合は増量も検討する。

　前述のようにASM内服中の妊娠においては，葉酸摂取が勧められている。しかし，一般的に処方可能な葉酸製剤（5mg）は推奨量を超えており，多量の葉酸摂取が児に与える有害な影響について指摘する研究も存在する[15]。そのため，市販のサプリメントの活用も有用である。筆者の場合，患者にサプリメントのパッケージを持参してもらい，内容を一緒にチェックすることで，適切なサプリメントを

選択できるようにしている。

4．出産前後の管理・指導

産科スタッフがてんかん発作への対応に慣れておらず，どのようなときにどう対応すればよいか不安を抱えていることは少なくない。そのため発作症状やその際の対応，観察・見守りのポイントについてスタッフと共有しておく。また母の負担や不安軽減目的で，夜間は児を病棟預かりとしたり，個室であればパートナーにも泊まってもらったりすることなども考えられる。

5．産後の管理・指導

てんかん診療の中で，産後に最も注意すべきものの1つが授乳などの育児に伴う断眠・睡眠不足である。ASM内服中であっても母乳育児は可能なことが多いが，発作コントロールの悪化が予想されるような場合には，搾乳やミルクを併用し家族に授乳してもらうことも重要である。搾乳やミルクの併用は，育児に行き詰まりを感じて息抜きが必要なときや，受診時など様々な場面で応用できる。

他の育児場面では，ベビーベッドの柵が下りているとき，沐浴時などの作業下における意識減損発作は事故につながる可能性がある。患者特有の発作の誘因や起きやすいパターンについて，育児の状況と照らし合わせて話し合い，家族やその他のサポーターとも共有しておくことが望ましい。育児環境の中で自動車運転を新たに必要とすることも少なくない。その際は通常のてんかん診療における運転免許の扱いと同様に対応する。

妊娠中に増量したASMは血中濃度をみながら産後1〜

2週を目安に妊娠前の用量に戻していく。

また，てんかん合併妊娠後の不安・抑うつは一般人口と比べて出現しやすいことが指摘されており，精神症状にも注意を払う必要がある[16]。

6．利用可能なリソース

PCCセンターでは，相談窓口や，Webで利用可能なチェックシートなどを提供している（https://www.ncchd.go.jp/hospital/about/section/preconception/）。また妊娠と薬情報センターでは，妊娠中や授乳中の薬剤に関する情報提供を行っている（https://www.ncchd.go.jp/kusuri/）。これらは原則として本人が希望し直接依頼するものであることに注意が必要である。

発作コントロールの問題やサポート不足などで，日中の育児に不安や困難を感じる場合は，早期の保育園利用や訪問看護導入なども考えられる。生活への影響度合いによっては，並行して精神障害者保健福祉手帳の取得も選択肢に挙がる。その際には地域の保健師（こども家庭センター）などと連携して進めることが望ましい。

これらリソースの利用は，そこから直接得られる利益だけでなく，サービス提供者を多職種連携の輪に組み込むことで，包括的な支援につながることが期待できる。

DON'Ts

・小児や未婚だからといってプレコンセプションケアを行うことをためらわない。
・発作コントロールのみにとらわれ，不安や生活上の問題を見過ごさない。

文　献

1) Johnson, K., Posner, S.F., Biermann, J. et al. : Recommendations to improve preconception health and health care—United States. A report of the CDC/ATSDR Preconception Care Work Group and the Select Panel on Preconception Care. MMWR Recomm Rep., 55 ; 1-23, 2006.

2) Artama, M., Isojärvi, J.I., Raitanen, J. et al. : Birth rate among patients with epilepsy : A nationwide population–based cohort study in Finland. Am. J. Epidemiol., 159 ; 1057-1063, 2004.

3) Dreier, J.W., Ellis, C.A., Berkovic, S.F. et al. : Epilepsy risk in offspring of affected parents : A cohort study of the "maternal effect" in epilepsy. Ann. Clin. Transl. Neurol., 8 ; 153-162, 2021.

4) Borthen, I., Eide, M.G., Veiby, G. et al. : Complications during pregnancy in women with epilepsy : Population–based cohort study. BJOG, 116 ; 1736-1742, 2009.

5) Herzog, A.G., Mandle, H.B. and MacEachern, D.B. : Association of unintended pregnancy with spontaneous fetal loss in women with epilepsy : Findings of the epilepsy birth control registry. JAMA Neurol., 76 ; 50-55, 2019.

6) Hvas, C.L., Henriksen, T.B., Ostergaard, J.R. et al. : Epilepsy and pregnancy : Effect of antiepileptic drugs and lifestyle on birthweight. BJOG, 107 ; 896-902, 2000.

7) Tomson, T., Battino, D., Bromley, R. et al. : Management of epilepsy in pregnancy : A report from the International League Against Epilepsy Task Force on Women and Pregnancy. Epileptic Disord., 21 ; 497-517, 2019.

8) Harden, C.L., Hopp, J., Ting, T.Y. et al. : Management issues for women with epilepsy : Focus on pregnancy (an evidence–based review) : I. Obstetrical complications and change in seizure frequency : Report of the Quality Standards Subcommittee and Therapeutics and Technology Assessment Subcommittee of the American Academy of Neurology and the American Epilepsy Society. Epilepsia, 50 ; 1229-1236, 2009.

9) Edey, S., Moran, N. and Nashef, L. : SUDEP and epilepsy–related mortality in pregnancy. Epilepsia, 55 ; e72-74, 2014.

10) 加藤昌明：抗てんかん発作薬（抗てんかん薬）．伊藤真也，村島温子，鈴木利人編：向精神薬と妊娠・授乳改訂３版，南山堂，東京，p.133-145，2023.

11) Dreier, J.W., Christensen, J., Igland, J. et al. : Prenatal exposure to antiseizure medications and risk of epilepsy in children of mothers with epilepsy. JAMA Netw. Open., 7 ; e2356425, 2024.

12) 日本神経学会：てんかん診療ガイドライン2018．医学書院，東京，

p.138, 2018.

13) Pennell, P.B., Peng, L., Newport, D.J. et al. : Lamotrigine in pregnancy : Clearance, therapeutic drug monitoring, and seizure frequency. Neurology, 70 ; 2130–2136, 2008.

14) Schelhaas, M., Wegner, I., Edens, M. et al. : Association of levetiracetam concentration with seizure frequency in pregnant women with epilepsy. Neurology, 100 ; e172–181, 2023.

15) Bjørk, M.H., Vegrim, H., Alvestad, S. et al. : Pregnancy, folic acid, and antiseizure medication. Clin. Epileptol., 36 ; 203–211, 2023.

16) Bjørk, M.H., Veiby, G., Reiter, S.C. et al. : Depression and anxiety in women with epilepsy during pregnancy and after delivery : A prospective population–based cohort study on frequency, risk factors, medication, and prognosis. Epilepsia, 56 ; 28–39, 2015.

D-5 : てんかんのトランジション

本岡大道（久留米大学精神科）

Dos

・トランジションの概念を理解する。
・小児科を含む他科およびコメディカルスタッフとの連携に努める。

---

1. トランジションとは

トランジションとは『小児期発症の慢性疾患を持つ患者が小児を対象としたヘルスケアから成人を対象とするヘルスケアへ切れ目なく移る計画的，継続的，包括的な患者中心のプロセス』[1, 2]であると定義される。これは，小児科の慢性疾患（ここではてんかん）の患者が，一定の年齢になったために成人診療科（以下成人科）へ転科すること＝トランジションではないことがわかる。また，"計画的""継続的"との言葉から，転科する以前から十分検討され，時

間をかけてトランジションを行うべきとのメッセージが伝わってくる。定義の中にあるヘルスケアとは健康を維持するために必要な医療や福祉も含む，まさしく"包括的"な概念であり，医療のみに限定される移行期医療と区別されている[1,2]。トランジションというプロセスを円滑に進めるための方法として成人移行支援があり，『本来の持てる能力や機能を最大限に発揮でき，その人らしい生活を送れることを目的とした支援』と定義されている[1,2]。ヘルスケアの移行の支援のみならず，就学，就労も含む自律・自立した成人になることを目的とした支援が必要である。

2．トランジションと連携

　トランジションが"患者中心のプロセス"であるためには，小児科と成人科が連携し，情報の共有を強化することが最も大切であり，これがないとシームレスな医療を行うことができない。疾患自体の管理だけではなく，心理・社会的な支援が重要であるため，看護師，心理職，医療ソーシャルワーカーなどの多職種からなるチームによる支援も必要であり，コメディカルスタッフとの連携も重要になる。実際に移行の障壁として，成人科と小児科との連携と調整不足が最も大きな課題として挙げられている[3,4]。

3．トランジション―転科の時期―

　患者および家族にトランジションの必要性を伝え，患者の移行準備状況を評価した上で健康管理の自立に向けて個々の能力に応じた移行プログラムを10代の早期から開始する。実際の転科については単純に年齢で決めるのではなく，疾患の種類，重症度，転科先の診療状況，患者・家族

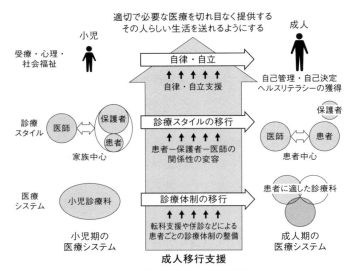

図1　成人移行支援の概念図（文献[1,2]より引用）

トランジション（移行）は「小児期発症の慢性疾患を持つ患者が小児を対象としたヘルスケアから成人を対象とするヘルスケアへ切れ目なく移る計画的, 継続的, 包括的な患者中心のプロセス」を意味し, 3本の横矢印で示した①自律・自立, ②診療スタイルの移行, ③診療体制の移行が柱となる。成人移行支援はトランジションのための支援で, 適切で必要な医療を切れ目なく提供することやその人らしい生活を送れることを目的とし, 自律・自立支援, 転科支援や併診などによる診療体制の整備が含まれる。自律・自立支援には, 自己管理・自己決定・ヘルスリテラシー獲得のための支援や, 就学・就労支援が含まれる。

の社会状況などにより, 個別に決められる。患者の病状や心理状況が不安定な時期は避けるべきである[1,2]。

4．トランジションのための方法

トランジションのための支援として, 成人移行支援がある。図1にその概念図を示すが, 成人移行支援には, ①小児期の受け身の姿勢から, 患者自身が理解し, 主体的に取り組めるようにする「自律・自立支援」, ②家族中心（医師⇔家族・患者）から, 患者中心（医師⇔患者）へと患者

－保護者－医師の関係性の変容を伴う「診療スタイルの変更」，③総合科的な小児科から疾患ごとの診療科となる「診療体制の移行」がある[1,2]。

　トランジションの一部である医療の移行を考えた場合，以下の①から③のパターンが考えられる[5,6]。

　①小児科→成人科（精神科）
　②小児科→小児科＋成人科（精神科）
　③小児科のみでトランジションについても対応する。

　①のパターンは疾患で考えると正常発達の若年ミオクロニーてんかん，小児発症の焦点てんかんのケースが適合する。疾患の病態と治療継続の必要性についての理解の促進に努め，進学，就労，結婚・出産，運転免許取得などに際しての留意点を含めた社会心理的側面での対応が大事になる。②③のパターンはLennox-Gastaut症候群に代表されるてんかん性脳症や難治の焦点てんかんが挙げられる。総合病院であれば，②を選択し，一定期間併診することで患者，家族の転科に伴う不安を軽減することができるが，将来的には成人科への移行を検討する。小児科専門病院の患者で多くの合併症を持つ場合，移行に際して複数の院外成人科へ診療依頼が必要となるため，③の選択を検討する。

5．てんかん診療のトランジションの現状と課題

　小児神経専門医に対するアンケート調査により，専門医診療のてんかん患者のうち27％が成人であり，専門医の76％が成人てんかんの診療に困難を感じており，その理由として精神・心理的合併症，内科的合併症，入院施設がないこ

との3つが挙げられた[7]。さらに，脳神経内科医へのアンケート調査では，小児科からの成人てんかん患者を引き受けた医師の68％が診療に困難を感じており，その理由として小児期からの経過が把握しにくい，小児期特有のてんかん症候群に不慣れの2つが挙げられた[8]。今後の課題としては，てんかん専門医の偏在，てんかん学を学ぶ上での教育の問題，各学会間の連携などが挙げられている[7,8]。本稿に"連携"がいくつも出てきたように，トランジションと連携は切り離せない関係にある。連携のためには，患者を中心に小児科，精神科，脳神経内科，脳神経外科，コメディカルスタッフから構成される強固なネットワークを作ることが重要であり，その中で情報を共有することで上記した複数の課題の解決も可能になる。

DON'Ts

・トランジションを単なるトランスファー（転科）にしてはならない。
・単純に年齢でトランジションを決めてはいけない。

文　献

1）日本小児科学会移行支援に関する提言作成ワーキンググループ：小児期発症慢性疾患を有する患者の成人移行支援を推進するための提言．日本小児科学会雑誌，127（1）；61-78，2023.

2）訂正．日本小児科学雑誌，127（11）；114，2023.

3）Gray, W.N., Schaefer, M.R., Resmini-Rawlinson, A. et al. : Barriers to transition from pediatric to adult care : A systematic review. J. Pediatr. Psycho., 43 ; 488-502, 2018.

4）White, P.H. and Cooley, W.C., Transitions Clinical Report Authoring Group, et al. : Supporting the health care transition from adolescence to adulthood in the medical home. Pediatrics, 142 ; e20182587, 2018.

5）横谷進，落合亮太，小林信秋ほか：小児期発症疾患を有する患者の移行期医療に関する提言（https://www.jpeds.or.jp/modules/guidelines/index.php?content_id=54）（公益社団法人日本小児科学会ホー

ムページより）

6）井上岳司，池田照夫：てんかんの移行医療．神経治療，39（2）：59
　　-63，2022.

7）谷口豪，渡辺雅子，渡辺裕貴ほか：てんかんのキャリーオーバーに
　　ついての研究報告―小児神経科医師へのアンケート結果―．44：311
　　-314，2012.

8）渡辺雅子，渡辺裕貴，村田佳子ほか：てんかんのキャリーオーバー
　　についての研究報告―神経内科医師へのアンケート結果―．52：730
　　-738，2012.

■索引

A to Z

AbA (autobiographical amnesia) ･･･････････ 23

ADNFLE (autosomal dominant nocturnal
frontal lobe epilepsy) ･･････････････････ 38

ALF (accelerated long-term forgetting) ･･････ 23

Alzheimer 病 ･･････････････････････････ 24

EIAEDs (enzyme-inducing AEDs) ････････ 80

ictal fear ･･･････････････････････････ 53

ictal panic ････････････････････････ 54

IED (interictal epileptiform discharge) ････････ 84

LOEU (late onset epilepsy of unknown cause) ･･･ 22

LTM (long-term video-EEG monitoring) ････････ 86

MTLE ････････････････････････････ 55

NCSE (non-convulsive status epilepticus) ･･･ 30, 63

NFLE (nocturnal frontal lobe epilepsy) ････････ 37

NREM パラソムニア ････････････････････ 34

PKC (paroxysmal kinesigenic choreoathetosis) ･･･ 40

PKD (paroxysmal kinesigenic dyskinesia) ･･･････ 40

PNES (psychogenic non epileptic seizures) ･･ 16, 61

PNES 告知 ･･･････････････････････････ 19

QOL (quality of life) ････････････････ 115

RBD (REM sleep behavior disorder) ･･････････ 36

REM 睡眠行動障害 ･･････････････････････ 36

REM パラソムニア ･･････････････････････ 36

Salzburg Criteria ･･････････････････････ 66

spike-wave stupor ･････････････････････ 64

syncope ･･･････････････････････････ 11

TAND (tuberous sclerosis associated
neuropsychiatric disorders) ･････････････ 102, 125

the burden of normality ････････････････ 142

索引　177

TIRDA（temporal intermittent rhythmic delta activity）······························ 33
WHO（World Health Organization）··············· 1

あ

怒り···134
意識減損発作································· 9
一過性てんかん性健忘······················23
易怒性·······································131
いらいら·····································134
うつ病·····························115, 141
遠隔診療（オンライン診療）··················96

か

海馬硬化を持つ内側側頭葉てんかん···········54
過運動発作···································58
加速的長期健忘······························23
患者教育·····································71
急性症候性発作·····················46, 89
棘徐波昏迷···································64
起立性低血圧·································13
結節性硬化症関連神経精神症状············125
血中濃度モニタリング························78
ケトン食·····································71
抗 NMDA 受容体脳炎 ·······················47
攻撃性·······························115, 134
高次脳機能障害······························128
抗神経抗体···································50
酵素阻害作用·································77
酵素誘導型抗てんかん薬·····················80
酵素誘導作用·································77
交代性精神病································106
抗てんかん発作薬····························73

抗てんかん発作薬の精神的副作用・・・・・・・・・・ 134

興奮・・・・・・・・・・・・・・・・・・・・・・・・・・・・・・・・・・・・ 131

高齢発症てんかん・・・・・・・・・・・・・・・・・・・・・・・・ 22

高齢発症（初発）てんかん・・・・・・・・・・・・・・・ 22

国際抗てんかん連盟・・・・・・・・・・・・・・・・・・・・・・ 2

さ

自己免疫関連てんかん・・・・・・・・・・・・・・・・・・・・・ 49

自己免疫性脳炎・・・・・・・・・・・・・・・・・・・・・ 48, 49

自殺・・・・・・・・・・・・・・・・・・・・・・・・・・・・・・・・・・ 116

失神・・・・・・・・・・・・・・・・・・・・・・・・・・・・・・・・・・ 11

自伝的健忘・・・・・・・・・・・・・・・・・・・・・・・・・・・・・ 23

社会的行動障害・・・・・・・・・・・・・・・・・・・・・・・ 130

常染色体優性夜間前頭葉てんかん・・・・・・・・・ 37

焦点性運動発作・・・・・・・・・・・・・・・・・・・・・・・・・ 58

自立支援医療制度・・・・・・・・・・・・・・・・・・・・・ 151

心因性非てんかん発作・・・・・・・・・・・・・・・・・・・ 16

新規抗てんかん発作薬・・・・・・・・・・・・・・・・・・・ 73

神経管障害・・・・・・・・・・・・・・・・・・・・・・・・・・・ 165

神経調節性失神・・・・・・・・・・・・・・・・・・・・・・・・・ 13

神経発達症（発達障害）・・・・・・・・・・・・・・・ 123

心理社会的問題・・・・・・・・・・・・・・・・・・・・・・・ 146

遂行機能障害・・・・・・・・・・・・・・・・・・・・・・・・・ 129

睡眠関連運動亢進てんかん・・・・・・・・・・・・・・・ 59

睡眠賦活・・・・・・・・・・・・・・・・・・・・・・・・・・・・・・ 85

生活の質・・・・・・・・・・・・・・・・・・・・・・・・・・・・・ 115

精神科訪問看護指示書・・・・・・・・・・・・・・・・・・ 147

精神障害者保健福祉手帳・・・・・・・・・・・・・・・ 153

精神神経症状の結節性硬化症関連精神神経障害・・・・ 102

世界保健機関・・・・・・・・・・・・・・・・・・・・・・・・・・・ 1

全身けいれん・・・・・・・・・・・・・・・・・・・・・・・・・・・ 8

前頭葉てんかん・・・・・・・・・・・・・・・・・・・・・・・・・ 57

せん妄・・・・・・・・・・・・・・・・・・・・・・・・・・・・・・・・ 29

側頭葉てんかん・・・・・・・・・・・・・・・・・・・・・・・・・・・・103, 129
ゾニサミド・・・・・・・・・・・・・・・・・・・・・・・・・・・・・・・・・・ 136

た

体重増加・・・・・・・・・・・・・・・・・・・・・・・・・・・・・・・・・ 123
知的障害・・・・・・・・・・・・・・・・・・・・・・・・・・・・・・・・・・ 122
聴覚発作・・・・・・・・・・・・・・・・・・・・・・・・・・・・・・・・・・・・53
長時間ビデオ脳波検査・・・・・・・・・・・・・・・・・・・・・・86
てんかん外科・・・・・・・・・・・・・・・・・・・・・・・・・・・・・・ 139
てんかん支援拠点病院・・・・・・・・・・・・・・・・・・・・・・98
てんかん重積状態・・・・・・・・・・・・・・・・・・・・・・・・・・92
てんかんセンター・・・・・・・・・・・・・・・・・・・・・・・・・・97
てんかん専門医・・・・・・・・・・・・・・・・・・・・・・・・・・・・96
てんかんの概念的定義・・・・・・・・・・・・・・・・・・・・ 145
てんかんの雇用に関するガイドライン・・・・・・・・ 148
動画記録・・・・・・・・・・・・・・・・・・・・・・・・・・・・・・・・・・・18
頭部 MRI（核磁気共鳴画像法）・・・・・・・・・・・・・・87
道路交通法・・・・・・・・・・・・・・・・・・・・・・・・・・・・・・・ 156
トピラマート・・・・・・・・・・・・・・・・・・・・・・・・・・・・・ 134
トランジション・・・・・・・・・・・・・・・・・・・・・・・・・・・ 170

な

粘着性・・・・・・・・・・・・・・・・・・・・・・・・・・・・・・・・・・・・ 129

は

爆発性・・・・・・・・・・・・・・・・・・・・・・・・・・・・・・・・・・・・ 129
パラソムニア・・・・・・・・・・・・・・・・・・・・・・・・・・・・・・・34
非けいれん性てんかん重積状態・・・・・・・・・・・ 30, 63
非対称性強直発作・・・・・・・・・・・・・・・・・・・・・・・・・・58
非定型内因性精神病・・・・・・・・・・・・・・・・・・・・・・ 110
病歴聴取・・・・・・・・・・・・・・・・・・・・・・・・・・・・・・・・・・・ 5
不機嫌・・・・・・・・・・・・・・・・・・・・・・・・・・・・・・・・・・・・ 115
プレコンセプションケア・・・・・・・・・・・・・・・・・・・・ 163

ペランパネル・・・・・・・・・・・・・・・・・・・・・・・・・・ 134

扁桃体・・・・・・・・・・・・・・・・・・・・・・・・・・・・・・・56

発作間欠期精神病・・・・・・・・・・・・・・・・・・ 104, 106

発作間欠期てんかん性異常波・・・・・・・・・・・・・・・・84

発作後精神病・・・・・・・・・・・・・・・・・・・・・・・・・ 109

発作後もうろう状態・・・・・・・・・・・・・・・・・・・・・・32

発作周辺期精神病・・・・・・・・・・・・・・・・・・・・・・ 104

発作性運動誘発性ジスキネジア・・・・・・・・・・・・・・40

発作性運動誘発性舞踏アテトーゼ・・・・・・・・・・・・40

発作性恐怖・・・・・・・・・・・・・・・・・・・・・・・・・・・・53

や

夜間前頭葉てんかん・・・・・・・・・・・・・・・・・・・・・・37

薬剤誘発性のうつ状態・・・・・・・・・・・・・・・・・・ 117

葉酸・・・・・・・・・・・・・・・・・・・・・・・・・・・・・・・・ 165

ら

レビー小体型認知症・・・・・・・・・・・・・・・・・・・・・・25

レベチラセタム・・・・・・・・・・・・・・・・・・・ 106, 134

てんかん診療ガイドブック
日本総合病院精神医学会治療指針 10

2024 年 11 月 20 日　初版第 1 刷発行

編　　集　日本総合病院精神医学会
　　　　　治療戦略検討委員会 てんかん小委員会
発 行 者　石 澤 雄 司
発 行 所　_{株式会社}星 和 書 店
　　　　　〒168-0074　東京都杉並区上高井戸1-2-5
　　　　　電話　03（3329）0031（営業部）／03（3329）0033（編集部）
　　　　　FAX　03（5374）7186（営業部）／03（5374）7185（編集部）
　　　　　http://www.seiwa-pb.co.jp
印刷・製本　中央精版印刷株式会社

©2024　日本総合病院精神医学会てんかん小委員会／星和書店
Printed in Japan　　　　　　　　　　　ISBN978-4-7911-1146-6

・本書に掲載する著作物の複製権・翻訳権・上映権・譲渡権・公衆送信権（送信可能
　化権を含む）は（株）星和書店が管理する権利です。
・ JCOPY 〈（社）出版者著作権管理機構 委託出版物〉
　本書の無断複製は著作権法上での例外を除き禁じられています。複製される場合は，
　そのつど事前に（社）出版者著作権管理機構（電話 03-5244-5088，
　FAX 03-5244-5089，e-mail：info@jcopy.or.jp）の許諾を得てください。

せん妄の臨床指針
〔せん妄の治療指針 第2版〕

日本総合病院精神医学会治療指針 1

日本総合病院精神医学会せん妄指針改訂班（統括：八田耕太郎）編
四六判変型（縦 18.8 cm × 横 11.2 cm）　148p
定価：本体1,800円＋税

身体拘束・隔離の指針
日本総合病院精神医学会治療指針 3

日本総合病院精神医学会教育・研究委員会（主担当：八田耕太郎）編
四六判変形（縦 18.8 cm × 横 11.2 cm）　112p
定価：本体2,200円＋税

急性薬物中毒の指針
日本総合病院精神医学会治療指針 4

日本総合病院精神医学会治療戦略検討委員会（主担当：上條吉人）編
四六判変型（縦 18.8 cm × 横 11.2 cm）　132p
定価：本体2,400円＋税

向精神薬・身体疾患治療薬の
相互作用に関する指針
日本総合病院精神医学会治療指針 5

日本総合病院精神医学会治療戦略検討委員会 編
四六判変形（縦 18.8 cm × 横 11.2 cm）　296p
定価：本体3,500円＋税

発行：星和書店　http://www.seiwa-pb.co.jp

生体臓器移植ドナーの意思確認に関する指針

日本総合病院精神医学会治療指針 6

日本総合病院精神医学会治療戦略検討委員会・
臓器移植関連委員会 (主担当：西村勝治) 企・編
四六判変型 (縦 18.8 cm × 横 11.2 cm)　112p
定価：本体 2,200 円 + 税

子どものこころの診療ハンドブック

日本総合病院精神医学会治療指針 7

日本総合病院精神医学会児童・青年期委員会 企・編
四六判変型 (縦 18.8 cm × 横 11.2 cm)　208p
定価：本体 2,600 円 + 税

認知症診療連携マニュアル

日本総合病院精神医学会治療指針 8

日本総合病院精神医学会認知症委員会 編
四六判変型 (縦 18.8 cm × 横 11.2 cm)　200p
定価：本体 2,800 円 + 税

精神科リエゾンチーム活動指針

日本総合病院精神医学会治療指針 9

日本総合病院精神医学会リエゾン多職種委員会 編
四六判変形 (縦 18.8 cm × 横 11.2 cm)　120p
定価：本体 1,800 円 + 税

発行：星和書店　http://www.seiwa-pb.co.jp

静脈血栓塞栓症予防指針
［改訂第2版］
日本総合病院精神医学会治療指針2

日本総合病院精神医学会治療戦略検討委員会（主担当：中村満）編
四六判変型（縦18.8 cm × 横11.2 cm）　144p
定価：本体2,000円＋税

実践＆実戦　rTMS療法うつ病編
磁気刺激はうつの未来を変えるか？

澤田和之 著
A5判　220p　定価：本体2,500円＋税

せん妄予防のコツ
静岡がんセンターの実践

松本晃明 編著
A5判　220p　定価：本体2,700円＋税

脳波に挫折した方に贈る
目からウロコの実践的脳波入門

佐久間 篤 著
四六判　100p　定価：本体1,800円＋税

発行：星和書店　http://www.seiwa-pb.co.jp